实用中医妇科诊治精要

尤俊文　主编

国家一级出版社　中国纺织出版社　全国百佳图书出版单位

图书在版编目（CIP）数据

实用中医妇科诊治精要 / 尤俊文主编. –– 北京：
中国纺织出版社, 2018.10
ISBN 978–7–5180–5527–2

Ⅰ.①实… Ⅱ.①尤… Ⅲ.①中医妇科学－诊疗
Ⅳ.①R271.1

中国版本图书馆CIP数据核字（2018）第244697号

策划编辑：樊雅莉　　　　　　　责任印制：王艳丽

中国纺织出版社出版发行

地址：北京市朝阳区百子湾东里A407号楼　邮政编码：100124

销售电话：010 – 67004422　传真：010 – 87155801

http: //www.c-textilep.com

E–mail: faxing@c-textilep. Com

中国纺织出版社天猫旗舰店

官方微博http://weibo.com/2119887771

北京云浩印刷有限责任公司印刷　　各地新华书店经销

2018年10月第1版第1次印刷

开本：850 × 1168　1/32　印张：5.75

字数：166千字　　定价：58.00元

前　　言

　　妇科疾病影响妇女的生殖健康，可导致生殖障碍，甚至影响到生活质量。中医学历史悠久，在妇科领域具有特色与优势。中医治疗妇科疾病，具有深厚的渊源、独特的理论、丰富的内涵、多样的疗法和肯定的疗效，故深受医家的重视和患者的欢迎。在现代医学技术迅速发展的今天，如何更好地发挥中医治疗妇科疾病的优势和特色是临床中医妇科医师面临的问题和挑战。

　　本书系统介绍妇科疾病的中医常用治法，包括内治法、外治法，重点介绍各种妇产科疾病的中医治疗，包括女性生殖器炎症、女性内分泌系统疾病、不孕症及妇科杂病，指导读者在临床实践时掌握辨证要点，善于临证思维，提高诊疗水平。本书内容密切结合临床，精练实用，是一部实用型的专著。

　　由于作者编写时间和编写水平有限，加之受篇幅所限，书中难免有疏漏之处，请各位读者谅解并批评指正。

编　者

2018.10 月

目　　录

第一章 总论

第一节 常用内治法

一、辨证论治

内治法是中医治疗妇科疾病的主要方法,是针对脏腑功能失调、气血失常和冲任损伤所致的妇科病证,在辨明证型的基础上,有针对性地调理脏腑、气血和冲任。辨证论治是针对发生妇科疾病的病因病机,结合患者的病情和临床表现,选用补肾滋肾、疏肝养肝、健脾和胃、补益气血、理气行滞、活血祛瘀、软坚散结、清热凉血、温经散寒、利湿除痰、解毒杀虫、调理奇经等具体治法。

(一)补肾滋肾

肾为先天之本,藏精,主生殖,为天癸之源,是人体生长、发育、生殖的根本。冲任之本亦在于肾,肾又通过经络与子宫相连。肾气充盛,妇女的经、带、胎、产、乳正常;反之,肾虚则导致妇科诸疾。可见,补肾滋肾是治疗妇科疾病最重要的治法之一。具体应用时,须辨证施治,根据肾气虚、肾阴虚、肾阳虚或阴阳俱虚的不同,分别予补益肾气、滋养肾阴、温补肾阳和阴阳双补等治法。

1.滋养肾阴

肾阴不足或肾精亏损,可致月经后期、月经过少、闭经、胎动不安、胎萎不长、不孕等疾病,治宜滋肾养阴,填精益髓。常用药有熟地黄、枸杞子、桑葚、女贞子、龟甲、黄精、阿胶等;常用方如六味地黄丸、左归丸、左归饮、二至丸、加减一阴煎等。

若肾水不足,不能镇潜相火,热扰冲任,可致月经先期、经期延长、崩漏、绝经前后诸证、胎漏、恶露不绝等疾病,则宜滋阴降火,即"壮水之主,以制阳光",需酌加地骨皮、白薇、槐花、玄参、生地黄等,常用方如清经散、两地汤、保阴煎等。

若肾精亏损以致水不涵木,肝肾同病,可致崩漏、闭经、胎动不安、阴痒等疾病,治宜滋养肾肝,可酌加山茱萸、桑葚、制何首乌、白芍等,常用方如调肝汤、一贯煎、杞菊地黄汤等。

若肾阴不足,不能上济心火,以致心肾不交,可致经行情志异常、绝经前后诸证、子烦等疾病,治宜滋肾水,泻心火,滋阴清热,交通心肾,可酌加百合、莲子心、五味子、麦冬、首乌藤等,常用方如黄连阿胶汤、上下相资汤等。

2.温补肾阳

肾阳亏虚,命门火衰,可致月经后期、闭经、绝经前后诸证、不孕症等疾病,治宜温补肾阳,补益冲任,即"益火之源,以消阴翳"。常用药如熟附子、肉桂、巴戟天、紫石英、锁阳、淫羊藿、仙茅、补骨脂、鹿角霜、鹿茸等,常用方如金匮肾气丸、右归丸、右归饮等。

若肾阳虚衰不能温煦脾土,出现脾失健运,水湿下注冲任或泛溢肌肤,可致带下病、经行泄泻、经行肿胀、妊娠肿胀等疾病,治宜温肾阳以培脾土,常用方如真武汤、内补丸、艾附暖宫丸、健固汤等。

3.补益肾气

肾精所化之气为肾气。若肾气不足,导致天癸迟至或早竭,或不能固摄冲任,可致崩漏、闭经、胎动不安、不孕症等疾病,治宜补益肾气。常用药物如菟丝子、肉苁蓉、续断、桑寄生、杜仲之类,并加入人参、黄芪、炙甘草等补气药,使阳生阴长,肾气自旺。常用方如大补元煎、寿胎丸、归肾丸、固阴煎等。

肾气虚、阴虚或阳虚进一步发展，均可致肾阴阳俱虚，治宜阴阳并补，常用方如二仙汤等。

补肾滋肾是妇科疾病的主要治法。临证时要注意调补肾的阴阳平衡。正如张介宾在《景岳全书·新方八阵》中指出的："善补阳者，必于阴中求阳，则阳得阴助，而生化无穷；善补阴者，必于阳中求阴，则阴得阳升，而泉源不竭。"同时，要注意肾与肝、脾、气血、冲任的相互关系。因肾与肝子母关切，乙癸同源；肾与脾先后二天，互相滋生。《景岳全书·妇人规》指出"调经之要，贵在补脾胃以资血之源，养肾气以安血之室。"

近几十年来，对中医补肾法的研究是最为广泛、深入的。在中医理论指导下，对补肾法在调经、助孕、安胎等方面的临床疗效，及其对下丘脑-垂体-卵巢性腺轴和神经-内分泌-免疫网络的调节作用方面的研究，已取得多方面的进展。

（二）疏肝养肝

肝藏血，主疏泄，喜条达，恶抑郁。又肝司冲脉，冲为血海，为十二经之海。肝经绕阴器，抵小腹，过乳头，上巅顶，与冲、任、督脉均有穴位的交会，对气血、子宫具有调节作用。肝经的证候与月经、孕育、前阴和乳房有密切关系。疏肝、养肝是妇科的重要治法。肝气平和，妇女经、孕、产、乳正常；反之，肝失条达，肝血不足，诸病丛生。故疏肝养肝是治疗妇科病的重要治法。刘完素特别强调"妇人……天癸既行，皆从厥阴论之"。

1.疏肝理气

素性忧郁或七情内伤使肝气郁结，疏泄失常，冲任气血失调，可致月经先后无定期、痛经、经行乳房胀痛、产后缺乳、不孕症等疾病，治宜疏肝解郁，理气调冲。常用药如柴胡、郁金、川楝子、香附、青皮、素馨花（广东常用药物）等，常用方如柴胡疏肝散、逍遥散、四逆散等。肝气横逆，易犯脾气，故疏肝法多辅以健脾，以逍遥散和痛泻要方为代表。肝郁气滞，血行不畅，可致脉络阻滞，宜于疏肝方中少佐通络之品，如丝瓜络、王不留行、路路通等。

2.清肝泻火

若肝郁日久,五志化火,热扰冲任,可致月经先期、月经过多、崩漏、经行吐衄、经行头痛、产后乳汁自出等疾病,治宜清肝泻火。常用药如龙胆草、牡丹皮、栀子、川楝子、生地黄、夏枯草、菊花等,常用方如丹栀逍遥散、清肝引经汤。

若肝经湿热下注,可致带下病、阴痒、阴疮等疾病,治宜疏肝清热利湿。常用药如龙胆草、车前子、蒲公英、败酱草、柴胡等,常用方如止带汤、龙胆泻肝汤。

3.养血柔肝

肝体阴而用阳,经、孕、产、乳均以血为用,肝血不足,可致妇科疾病。凡肝阴不足,肝脉失于濡养,可致月经后期、月经过少、闭经、经行乳房胀痛、经行身痒、经行头痛、阴痒等疾病,治宜养血柔肝。常用药如地黄、白芍、山茱萸、墨旱莲、女贞子、枸杞子等,常用方如二至丸、杞菊地黄丸、一贯煎、养精种玉汤等。

若肝阴不足,肝阳上亢,可致经行头痛、妊娠眩晕、绝经前后诸证等疾病,治宜平肝潜阳。常用药如生龟甲、生鳖甲、石决明、生龙骨、生牡蛎、珍珠母等。

若肝阳上亢,肝风内动,可致妊娠痫证,治宜镇肝息风。酌加羚羊角(代)、钩藤、天麻等。常用方如羚角钩藤汤、镇肝熄风汤等。

(三)健脾和胃

脾为后天之本,气血生化之源。脾主运化、升清、主统血;脾喜燥而恶湿。脾与胃互为表里,而胃主受纳水谷,冲脉又隶于阳明;胃喜润而恶燥。脾气主升,胃气主降,脾胃对气机的升降有调节作用。若脾胃功能失常,则易发生妇科疾病。故健脾和胃也是治疗妇产科疾病的重要方法。在具体应用时又要根据不同的病情分别采用下列治法。

1.健脾养血

凡脾气虚弱,气血生化不足,可致月经后期、月经过少、闭经、胎萎不长、产后缺乳等疾病,治宜健脾以益气血生化之源。常用药如人参、白术、茯苓、山药、莲子、大枣等,常用方如四君子汤、参苓白术散、八珍汤等。

2.健脾利湿

脾主运化,若脾虚不能运化水湿,水湿内停,泛溢于肌肤,可致经行浮肿、妊娠肿胀、胎水肿满;水湿下注,可致经行泄泻、带下病、阴痒;湿聚成痰,痰湿下注,壅滞冲任,闭塞子宫,可发生月经后期、闭经、不孕,治宜健脾升阳利湿。常用药如黄芪、白术、苍术、茯苓、白扁豆、法半夏、升麻等,代表方如白术散、健固汤、完带汤、苍附导痰丸、二陈汤等。

3.补脾摄血

脾主中气,其气宜升。若脾虚失于统摄,冲任不固,可致月经过多、崩漏、胎漏、胎动不安、恶露不绝等疾病,治宜补脾摄血。常用药如党参、白术、黄芪、岗稔根、地稔根(广东常用药,二者合用又名二稔汤),常用方如举元煎、固本止崩汤、归脾汤等。

4.和胃降逆

若胃失和降,可致妊娠恶阻,宜和胃降逆止呕,常用药如陈皮、砂仁、木香、制半夏等。常用方如香砂六君子汤、小半夏加茯苓汤等。胃热而逆者,宜清热降逆,常用药如竹茹、黄连、代赭石等,常用方如橘皮竹茹汤;如胃阴不足,宜酌加沙参、石斛、麦冬、玉竹等。胃寒而逆者,宜温中降逆,常用药如干姜、吴茱萸、丁香等,常用方如丁香柿蒂汤、干姜人参半夏丸等。

(四)补益气血

女子以血为本,经、孕、产、乳均以血为用。相对而言,常气有余而血不足。气为血之帅,血为气之母。气血不足则冲任不充,妇科诸疾乃生,故补益气血是妇科常用治法。

气虚不能摄血,可致月经先期、月经过多、经期延长、崩漏、恶露不绝等疾病,治宜补气摄血,常用药如党参、白术、黄芪、炙甘草等。常用方如独参汤、举元煎、补中益气汤等。气虚中气下陷,可致阴挺,治宜升阳举陷。可配伍柴胡、升麻。若气虚冲任不固而滑脱,可致崩漏、带下病,可配伍固涩药,如煅牡蛎、煅龙骨、赤石脂、五味子、乌梅、五倍子等,以增强补气收涩。

若精血不足,可致月经后期、月经过少、闭经、不孕症、胎萎不长、缺乳等疾病,治宜补血填精。常用药如当归、川芎、制首乌、熟地黄、阿胶、枸杞子、龙眼肉、黄精、鸡血藤、乌豆衣等,常用方如四物汤、滋血汤、人参养荣汤等。如血虚心神失养,心气不得下通,可致闭经、绝经前后诸证,治宜配伍养心开窍之品,如柏子仁、石菖蒲、远志、茯神、龙眼肉、首乌藤等。常用方如归脾汤、天王补心丹等。

(五)理气行滞

气机贵在运行流畅,升降正常。凡气郁、气滞、气逆,气机运行不畅,冲任失调,可致月经后期、月经先后无定期、痛经、月经前后诸证、妊娠腹痛、胎气上逆、妊娠肿胀、缺乳、癥瘕、不孕症等疾病,治宜理气行滞。常用药如香附、合欢皮、青皮、佛手、川楝子、乌药、木香、小茴香、大腹皮、枳壳、厚朴、砂仁、陈皮等,常用方如金铃子散、加味乌药汤等。肝主疏泄,理气行滞常需配伍疏肝之品,如柴胡、芍药等,以增强行气之效;气滞则血行不畅,亦应配伍活血之品,如延胡索、郁金、川芎等。

(六)活血祛瘀

血脉贵在周流顺畅不休,营养全身。冲任通盛,血海满盈,则经、孕、产、乳等生理功能正常。寒、热、虚、实、出血、外伤、手术、久病、衰老、体质因素均可致瘀,若瘀血留滞,壅阻冲任、胞宫、胞脉,则可导致妇科疾病。活血祛瘀是妇产科的重要治法之一。

1.活血通经

若瘀阻冲任、胞脉、胞络不通,可致痛经、闭经、不孕症、异位妊娠、产后腹痛、胎死不下、难产等疾病,治宜活血通经。常用药如桃仁、红花、当归尾、川牛膝、川芎、益母草、泽兰、赤芍、丹参、凌霄花、刘寄奴、三棱、莪术等,常用方如血府逐瘀汤、少腹逐瘀汤、膈下逐瘀汤、生化汤、失笑散等。血脉之运行有赖气之推动,气行则血行,气滞则血凝,气机郁滞或气虚行血无力皆可致瘀。因此,活血化瘀法往往与理气、补气法并用以增强疗效。如血府逐瘀汤之配伍柴胡、枳壳;膈下逐瘀汤之配伍香附、乌药、枳壳;补阳还五汤之配伍黄芪等。

2.祛瘀止血

若瘀阻冲任、胞宫,新血不得归经,可致月经过多、经期延长、崩漏、异位妊娠、产后恶露不绝等疾病,治宜祛瘀止血。常用药如三七、蒲黄、五灵脂、益母草、花蕊石、血竭、血余炭等,常用方如失笑散、花蕊石散等。

3.祛瘀消癥

若瘀血日久,结而成癥,胞中有结块,可致癥瘕、不孕症、异位妊娠等疾病,治宜活血化瘀,消癥散结。常用药如三棱、莪术、水蛭、虻虫等,常用方如桂枝茯苓丸。常在活血化瘀中加入软坚散结消癥之品。

活血化瘀法广泛地应用于妇科临床的常见病、疑难病和危急重症,如在治疗子宫内膜异位症、子宫肌瘤等方面具有显著的特色与优势。

(七)软坚散结

凡气滞、痰湿、瘀血内结,皆可致癥瘕,包括子宫内膜异位症、子宫肌瘤、卵巢囊肿等疾病。胞中结块坚硬不移,痛有定处;或结块柔软,疼痛拒按;或如囊状者,均需软坚散结。常用药如贝母、夏枯草、海藻、昆布、海浮石、瓜蒌、皂角刺、生牡蛎、荔枝核、橘核、穿破石、风栗壳(广东常用药)等,常用方有消瘰丸、苍附导痰丸、香棱丸等。常配伍理气、活血、化痰、利湿药物。

(八)清热凉血

热为阳邪,热入血分,扰于冲任,迫血妄行,可致月经先期、月经过多、经期延长、崩漏、经行吐衄、胎漏、产后发热、恶露不绝等疾病,治宜清热凉血。血热有实热、虚热的不同。清实热常用药如黄柏、黄连、黄芩、栀子等,常用方如清经散;清虚热常用药有地骨皮、牡丹皮、白薇、墨旱莲等,常用方如两地汤、知柏地黄丸、加减一阴煎。

若热邪炽盛,可蕴积成毒,热毒与血结,热盛肉腐则酿脓,可发生盆腔脓肿、阴疮、阴肿、乳痈、孕痈等疾病,治宜清热解毒,活血化瘀。常用药如虎杖、败酱草、蛇舌草、野菊花、青天葵(广东常用药物)、半枝莲、土茯苓、紫花地丁、牡丹皮、桃仁、赤芍、红花、毛冬青、益母草、大黄、炮穿山甲、七叶一支花,代表方如解毒活血汤、五味消毒饮、托里消毒散、大黄牡丹皮汤等。

(九)温经散寒

寒为阴邪,客于胞中,血为寒凝,则冲任血行不畅,可致月经后期、月经过少、痛经、闭经、妊娠腹痛、产后腹痛、不孕症等疾病,治宜温经散寒。常用药如肉桂、附子、桂枝、艾叶、小茴香、丁香、干姜、吴茱萸等,常用方如温胞饮、温经汤、当归四逆汤。素体阳虚,虚寒内生者,多兼精血不足,治宜温经散寒,养血益精,可配伍补血活血稍加益气和温养冲任之品。常用方如右归丸、艾附暖宫丸。

(十)利湿除痰

痰湿壅阻冲任,可致月经后期、闭经、癥瘕、不孕症等疾病;水湿泛溢肌肤,则可致经行浮肿、带下病、妊娠肿胀、阴痒、阴疮等疾病,治宜渗湿利水及祛痰化浊。常用利水渗湿药如猪苓、泽泻、薏苡仁、川萆薢、通草、车前子、冬瓜子、滑石等;芳香化湿药如藿香、紫苏梗、佩兰、豆蔻、草豆蔻、草果、石菖蒲等。湿热蕴结者,治宜清热利湿。常用药如茵陈、车前草、鸡冠花、黄连、黄柏、龙胆草等,常用方有二陈汤、丹溪治湿痰方、龙胆泻肝汤、止带方等。素体脾虚或肾虚,水湿失于运化而致痰湿为病者,需兼顾健脾、补肾,标本兼治。

(十一)解毒杀虫

凡感受湿、热之邪,日久化为湿毒、热毒;或外感热毒、湿毒,损伤冲任;或感染虫疾,虫蚀阴中,导致崩漏、产后发热、带下病、阴疮、阴痒、盆腔炎等疾病,治宜清热解毒,祛湿杀虫。常用清热解毒药有金银花、连翘、紫花地丁、野菊花、败酱草,常用方如五味消毒饮。常用祛湿杀虫药有土茯苓、川萆薢、车前草、苦参、百部、蛇床子、雷丸、鹤虱等,常用方如萆薢渗湿汤。

邪毒、虫疾为患,常有局部症状,需配合外治法治疗。

(十二)调理奇经

奇经中的冲、任、督、带脉与胞宫有经络的联系,对妇科经、带、胎、产、杂病的发生、发展有直接或间接的影响。故《医学源流论·妇科论》说:"凡治妇人,必先明冲任之脉……此皆血之所从生,而胎之所由系;明于冲任之故,则本源洞悉。而后其所生之病,千条万绪,可以知其所从起。"因此,妇科病的治疗需要重视调理奇经,尤重冲任。叶天士指出:"奇经之结实者,古人用苦辛芳香以通脉络,其虚者辛甘温补,佐以疏行脉络,务在气血调和,病必痊愈。"明确指出治疗奇经的通与补两大治法:实者,通经脉;虚者辛甘温补,佐以疏行脉络。其目的在于气血调和。

调理奇经的药物以严洁等所撰的《得配本草·奇经药考》列举最详,共列34种治奇经药物,并列出每味药物作用于某一奇经及其所治病证。李时珍的《本草纲目·奇经八脉考》,叶天士的《临证指南医案·卷九》,张锡纯的《医学衷中参西录·治女科方》,傅山的《傅青主女科》等医籍中,亦有不少运用调理奇经药物治疗妇科病的记载。奇经用药以暖子宫、填精髓、调肝肾和通血络为主。治奇经的药物大多入肝肾二经,故从肝肾论治,调补肝肾是调理奇经的要领。

1. 温补奇经

凡冲任虚寒、督带虚损,可致月经后期、月经过少、闭经、痛经、带下病、胎动不安、不孕症等疾病,治宜温督脉,补冲任、暖带脉。常用药如鹿茸、鹿角胶、鹿角霜、鹿衔草、附子、肉桂、川椒、蛇床子、艾叶、桂枝、细辛、紫石英、补骨脂、续断、核桃仁以及猪、牛、羊的脊髓等,常用方如斑龙丸、温脐化湿汤、温中汤等。

2. 滋养奇经

凡精血不足、阴液亏损,使督脉不充,冲任虚衰,带脉失约,可致月经后期、闭经、绝经前后诸证、胎动不安、滑胎、不孕症等疾病,治宜调补冲任、滋养督带。常用药物有阿胶、龟甲胶、鳖甲、鲍鱼、山药、枸杞子、肉苁蓉等,常用方如左归丸。

3.通利奇经

凡奇经受邪,气滞、血瘀、痰湿阻滞冲、任、督、带,可致月经后期、月经过少、闭经、痛经、带下病、癥瘕、盆腔炎、子宫内膜异位症、不孕症等疾病,治宜行气活血,祛瘀通络,或利湿化痰。常用药如川楝子、郁金、香附、乌药、延胡索、当归、川芎、桃仁、三棱、莪术、水蛭、鸡内金、王不留行、小茴香、通草等,常用方如理冲汤、理冲丸、易黄汤等。

4.镇安奇经

凡冲气上逆,可致经行吐衄、妊娠恶阻,治宜安冲降逆。常用药如代赭石、半夏、麦冬等,常用方如加味麦门冬汤、安胃饮。

5.固摄奇经

凡冲任不固,带脉失约,可致月经过多,崩漏、胎动不安、滑胎等疾病,治宜固摄冲任。常用药如龙骨、牡蛎、山茱萸、芡实、莲子肉、桑螵蛸、海螵蛸、五倍子、白术、人参、黄芪、棕榈炭等,常用方如安冲汤、固冲汤。

调理奇经并无常法,多根据病因、病位,所涉及的经络、脏腑加以综合分析,拟定治法,灵活施治。

二、妊娠期的中药禁忌与用药原则

中药与其他药物一样可能会对胎儿产生危害。其对胎儿产生的危害可分为毒性和致畸形两大类。毒性作用在妊娠早期可以导致胎儿停止发育、死亡,甚至造成流产;在妊娠中期和晚期则可能影响胎儿的发育,导致低能儿或低体重儿的出生。畸形多发生在胎儿成形期,畸形所引起的危害,多是死胎或出生后不久即死亡,或致心肾畸形等难以治疗的疾病,或致唇裂、腭裂等。胎儿中毒或发生畸形后,还可能引起孕妇的大出血或不凝血以及难产等。妊娠期中药禁忌药的作用归纳起来,主要包括:①对胎儿不利;②对母体不利;③对产程不利等。故对妊娠期使用中药,无论从用药安全的角度,还是从优生优育的角度,都应当给予高度的重视。

(一)妊娠期的中药禁忌

根据中药对孕妇和胎儿危害程度的不同,将妊娠期禁忌药又分为禁用药与慎用药两大类。禁用药多系剧毒药,或药性作用峻猛之品及堕胎作用较强的中药。慎用药则毒性较小,药性也较为缓和,但可有伤胎之弊,主要见于活血祛瘀药、行气药、攻下药、滑利药等。

妊娠禁忌的中药最早见于《神农本草经》,书中明确注明能"堕胎"者有 6 种。以后在历代名医的不少医著中都专门列出妊娠禁忌药。其中尤以明·李时珍《本草纲目》中记载最多,共分为妊娠禁忌、堕生胎、活血流气、产难、滑胎、下死胎 6 大类 395 种。今天我们应怎样正确认识这些妊娠禁忌药? 古人提出禁忌药的意义又是什么呢? 妊娠禁忌的中药,从其性能来说,主要是具有"祛瘀、破气、走窜、过寒、过热、下行、滑利、有毒"之品。因"祛瘀"可能会致胎儿流产;"破气、走窜"则气乱,气不统血而血自下溢;"过寒"则致宫冷胎萎;"过热"则血热妄行;"下行、滑利"可使胎气下陷;"有毒"则毒胎。以上这几类药,均可犯胎而致阴道下血、堕胎、小产等,从而影响胎儿和孕妇。

历代中医医籍记载的常见妊娠期禁忌药如下。

(1)禁用药:水银、轻粉、锡粉、硇砂、砒霜、雄黄、硫黄、皂矾、大风子、野葛、干漆、地胆草、藜芦、瓜蒂、胆矾、鳖甲、麝香、蟾酥、樟脑、朱砂、全蝎、蜈蚣、天南星、白附子、皂荚、青礞石、洋金花、蒲黄、益母草、凌霄花、马钱子、三棱、莪术、土鳖虫、水蛭、虻虫、斑蝥、穿山甲、蜘蛛、蝼蛄、瞿麦、虎杖、川乌、草乌、附子、雷公藤、甘遂、大戟、芫花、商陆、牵牛子、巴豆、千金子、天花粉、射干、重楼、漏芦、蝉蜕等。

(2)慎用药:川芎、姜黄、乳香、没药、五灵脂、红花、桃仁、牛膝、王不留行、月季花、刘寄奴、枳实、枳壳、大黄、芒硝、番泻叶、芦荟、郁李仁、干姜、肉桂、牡丹皮、赤芍、大血藤、薏苡仁、白茅根、木通、通草、冬葵子、槐角、半夏、赭石、牛黄、冰片、赤石脂等。

（二）中药在妊娠期的应用原则

妊娠期用药，尤其是妊娠安胎用药，临床常用补肾之品及黄芩、白术之类，已为医者共知。然安胎用活血化瘀等禁忌之药则甚少。因活血化瘀药因动胎、堕胎之说被历代医家列为妊娠禁忌药之首。的确，在妊娠期除用安胎药外，临床用药确感困难，而历代中医的有关医著，均列出数十种乃至数百种妊娠禁忌药，其中不乏临床常用的药物（如前述），而尤以活血化瘀类为主，常使涉医浅者无所适从，遣药棘手。反观张仲景在《金匮要略·妇人妊娠病脉证并治篇》中的处方用药竟似随心所欲，毫无用药之忌。故如何在安胎中正确认识、辨证应用一些所谓的妊娠禁忌药，在大力提倡优生优育的今天，更有现实意义。

面对患病的孕妇，医者的责任应是在治病的同时进行安胎，使胎儿不受本病、母病或药物的不良影响，能够正常发育成长。故一切违反"安胎"原则的方法，都应避免和禁忌。这当中也包括畏惧用药而失治误治者。张仲景在《金匮要略·妇人妊娠病脉证并论篇》中用方 10 首，用药 20 余种。若从历代中医医著所列的妊娠禁忌药的角度来看，有过半属犯胎之药，如桂枝茯苓丸中的桂枝（《中药学》曰：孕妇慎用）；牡丹皮（《中药学》曰：孕妇慎用）；桃仁（《中药学》曰：孕妇禁用）；附子汤中的附子（《本草纲目》曰：附子堕胎，为百药长）；胶艾汤和当归散的川芎（《中药学》曰：孕妇不宜用）；当归芍药散的泽泻（《大明本草》曰：催生难产）；干姜人参半夏丸的干姜（《中药学》曰：孕妇不宜使用）、半夏（《名医别录》曰：堕胎）；当归贝母苦参丸的贝母（《小品方》曰：贝母令人易产）；苦参（《神农本草经》曰：治瘕、积聚）；葵子茯苓散的葵子（《备急千金要方》曰：疗妇人产难内闭）；白术散的牡蛎（《名医别录》曰：除老血）。难道仲景当时尚不知这些药物会对妊娠造成下血、堕胎、小产吗？非也。否则，实与"医圣"盛名难符。大凡碍胎之品，并非一定具有碍胎的特异性，只不过是其具有前述的"祛瘀、破气、走窜、过寒、过热、下行、滑利、有毒"性能。因医者辨证不确，用之不当而致。若辨证正确，药用得当，病药适称，虽"毒"虽"忌"亦可使病去胎安。如张仲景对"妇人怀娠六七月,脉弦,发热,其胎愈胀,腹痛恶寒者,少腹如扇"者,用附子汤温其脏。他抓住了本证阳虚寒甚的病机,认为非附子不能温其脏,故大胆使用了妊娠忌药附子,使宫暖胎安。又如仲景用干姜人参半夏丸来治脾胃虚寒、寒饮内停之妊娠呕吐,方中虽有干姜、半夏二药犯胎,但仲景以为非此不能驱胃寒停饮、降逆止呕,且用生姜汁糊丸,去制半夏之毒性,使病邪除,药力尽,不致有犯胎之虞。综观仲景在妊娠病中的处方用药,关键在于辨证是否准确,病机能否紧扣,病药有否适称,而不单单是考虑方中某药是否犯胎。

《素问·六元正纪大论》曰:"妇人重身,毒之何如?岐伯曰:有故无殒,亦无殒也。"意为孕妇确有病患,则用药治之无害,但不可太过。前人所谓的妊娠禁忌药,包括活血化瘀药等,并非绝对为妊娠安胎之禁区,应用的关键在于"有故无殒",紧扣病机,权衡用之。有谓:"凡有是病,而用是药,则病当之,非孕当之;病当之,则病去而胎安;若无是病而误用是药,则诛伐无过,诛伐无过,则孕当之,孕当之,则胎动不安。"正是"若遇阳明实热,大黄亦属安胎之品,人参变为伤胎之药"。

安胎用活血化瘀之品,并非无原则、无选择地妄用,应在辨证有瘀血动胎的基础上,有病则病当之,选用药性较为和缓之品。对药性峻烈,破血逐瘀之属,则不可妄投。同时注意药量宜轻,药味宜少,中病即止,切勿过剂,否则会成"诛伐无过,则孕当之"而致堕胎、小产。故历代中医将一些可能犯胎的药物列为妊娠禁忌药,其意在为后人说法,在未得辨证精华、胸有成竹时,宁缺勿滥,提醒医者对孕妇用药应持慎重态度。然当医理清晰、辨证准确时,就勿拘泥于某人所说,受束于某书所道,而应学仲景精神,辨证、权衡、适时用之,使病去而胎安。

多年来,笔者时有把一些妊娠忌药应用于安胎中,每有良效。最常用的是将活血化瘀药辨证用于胎动不安而有瘀血内阻的患者,常能取得积血除、下血止、胚胎安的效果。

第二节 外治法

外治法是根据中医理论辨证论治,针对局部或全身病变,选择相应治法,采用局部熏、洗、熨、纳、敷、导以及针灸、推拿、照射等手段进行治疗。妇科外治法主要针对胞中或阴中局部病变,如痛经、带下病、阴痒、阴疮、癥瘕、不孕等。

妇科外治法用于临床已有悠久的历史。早在东汉时期,张机在《金匮要略·妇人杂病脉证并治》中就有外治法治疗妇科病证的记载,如用狼牙汤洗涤阴部以治阴疮蚀烂、带浊淋沥;用蛇床子散和白粉、棉布裹如枣大纳阴中治疗寒湿带下;矾石丸纳阴中治湿热带下或内有"干血"之证;膏发煎导肠法治胃气下泄所致之阴吹等。此后,历代医家对妇科外治法不断发展,治疗范围不断扩大。

清代吴师机著《理瀹骈文》一书,指出"外治之理即内治之理,外治之药即内治之药,所异者法耳。"又说"外治必如内治者,先求本,本者何? 明阴阳、识脏腑也。"指出外治法的实质内容与内治法相似,只是给药途径不同而已。

近代医家也积累了大量妇科外治法的经验,如外阴熏洗、阴道冲洗、阴道纳药、敷贴、热熨、肛门导入、中药宫腔注入、针灸、中药穴位注射、激光穴位照射、药物离子导入法等治法。外治与内治相结合,不仅增强临床疗效,而且也为中药治疗妇科病的多方法、多途径给药开辟了新路。

一、中药外治法

(一)外阴熏洗坐浴

此法是将煎好的中药趁热用蒸气向需要治疗的部位进行熏蒸,以及用温度适宜的药液对病变部位进行淋洗和浸浴的一种外治方法。其机制主要是借助药液的温度促进局部血液和淋巴循环,扩张患部血管,促使药物的渗透和吸收,以达到清热解毒、杀虫止痒、消肿止痛、活血通络作用的治疗方法。适用于外阴、阴道及会阴部的病变,如阴疮、阴痒、阴痛、外阴白色病变、带下病、小便淋痛、子宫脱垂合并感染等。常以清热解毒药、活血化瘀药为主,如苦参、蛇床子、白花蛇舌草、蒲公英、紫花地丁、黄柏、连翘、虎杖、海风藤等。如有阴道分泌物者,可按辨证与辨病相结合选取药物,使治疗更有针对性,疗效更佳。

熏洗所用药液量为 1000～2000mL,淋洗或坐浴,每次约 30min,每日 1～2 次。熏洗后一般不再用清水冲洗,这样可使药物作用时间延长,有利于药效的充分发挥。

凡月经期或患处出血、阴道出血均禁用此法。妊娠期慎用此法,浴具要单独使用,以防交叉感染。

(二)阴道冲洗

此法是用阴道冲洗器将中药液注入阴道,在清洁阴道的同时使药液直接作用于阴道而达到治疗目的的方法。常用于盆腔或阴道手术前的准备或带下病、阴痒等的治疗。

本治法所用药物视冲洗目的而选用。若冲洗目的是为了手术前的准备,可用普通的皮肤、黏膜消毒剂,如呋喃西林溶液、0.1%～0.3%聚维酮碘(碘伏)溶液等。如外阴、阴道潮红,瘙痒难忍,带下量多,色黄如脓样,或带下色白质稠如凝脂样,或带下色如奶样且有泡沫,则结合阴道分泌物检查结果选用相应的药液。

阴道冲洗用药量每次 500mL,每日 1 次,连续冲洗至自觉症状消失,或结合阴道液检查决定疗程。

治疗期间应避免性生活,内裤浴具须进行清洁消毒。必要时也要同时治疗其配偶,以免交叉感染而影响疗效。

目前已不常规使用阴道冲洗法。因为阴道反复冲洗,会破坏阴道的酸碱平衡,导致菌群失衡,从而诱发难治性阴道炎。

（三）阴道纳药

此法是将中药研成细末或制成栓剂、胶囊、膏剂等剂型,纳入阴道以达到治疗目的的方法。常用于治疗带下病、阴痒、宫颈炎等。其主要机制是利用药物留置阴道内,使局部药物浓度较高,作用时间长,且接触阴道、宫颈外口等部位,能直接发挥药物的治疗作用。

中药制剂有妇炎栓、大蒜素胶囊、保妇康栓、溃疡散、珍珠层粉、白及粉、青黛粉等,根据病情选用药物及剂型。常用清热解毒药如黄连、黄柏、虎杖等;解毒祛腐药如百部、蛇床子、五倍子、硼砂、明矾等;收敛生肌药可用白及、珍珠粉等;收敛止血药如血竭、炒蒲黄等。临床常根据病变的寒、热、湿、虫等不同证型和病变的不同部位和症状配伍组方应用。

使用方法:栓剂、片剂、胶囊等可由患者在清洗外阴后自行将药物放置在阴道后穹隆。粉剂则需借助推进器或由医护人员扩张阴道后,将药物置于阴道或宫颈。液体剂型可用带线棉球蘸上药液后置于阴道后穹隆,留置棉线在阴道口外约 2～3cm,以便第二天取出。

若带下量多,宜先行冲洗阴道,再行纳药为佳。一般每日或隔日纳药 1 次,月经期禁用,妊娠期慎用。

宫颈炎选择药物外治时,必须行宫颈细胞学检查,必要时行宫颈活体组织检查,以排除宫颈上皮内瘤变(CIN)、宫颈浸润性癌。一般于月经干净 3d 后开始治疗,经期停止用药,治疗期间禁止性生活。若制剂是粉剂,应由医护人员进行操作,将药物放置于阴道或宫颈;如为栓剂、片剂、胶囊等,可嘱病人清洁外阴后自行放入。近年来很多栓剂配有阴道导入器,方便了患者的使用。为了使药物不易从阴道脱落,药物宜放在阴道后穹隆。如带下量多,充塞阴道,将使药物难于发挥效力,宜先行冲洗阴道,将白带尽量清除后,再将药物纳入。

（四）宫腔注药

此法是将中药液注入宫腔及输卵管腔内,以达到活血化瘀、通络散结的目的。药物直接灌注到宫腔及输卵管腔内,局部有较高的药物浓度,能改善局部血液循环,抗菌消炎,促进粘连松解及吸收,加压推注也具有钝性分离作用。可用于宫腔及输卵管粘连、阻塞造成的痛经、不孕等。常用药物如复方丹参注射液、复方当归注射液等。

使用方法:将药物加生理盐水 20～30mL,经导管缓慢注入宫腔,注射时观察有无阻力、腹痛及药液回流情况。

本法应在月经干净后 3～7d 内进行。经后至术前禁止性生活,以防感染。

近年来,宫腔镜下插管通液治疗被推广应用。相对于传统的输卵管通液,此法能够减少操作盲目性、克服输卵管痉挛,可随时观察疏通情况。它通过机械性作用和比传统方法更高的通液压力使输卵管的粘连分离,再辅以活血化瘀中药的抗菌、消炎、溶纤维等作用,达到理想的治疗目的。

(五)肛门导入

此法是将药物制成栓剂纳入肛内,或煎煮后作保留灌肠。药物在直肠内吸收,增加了盆腔血液循环中的药物浓度,有利于胞中瘕块、慢性盆腔炎、盆腔瘀血症等病的治疗。常用清热解毒与活血化瘀药配伍组方,清热解毒药如大血藤、毛冬青、败酱草、黄柏、金银花、忍冬藤等,活血化瘀药如丹参、赤芍、当归、川芎、红花等,有瘕块者加三棱、莪术。

中药保留灌肠,每日 1 次,每次灌注量为 100mL,肛管插入深度应在 14cm 左右,药液温度 37℃,7～10d 为 1 个疗程。如药物为栓剂,可嘱病人每晚睡前自行放入肛门内。肛门给药前尽量排空大便,给药后卧床休息 30min,有利于药物的保留。

(六)外敷热熨法

此法是将药物直接贴敷在患部,达到解毒、消肿、止痛、利尿或托脓生肌等治疗作用的一种方法。如运用各种方法将药物加热而后进行贴敷,则称为热敷或热熨法。此法常用于治疗妇产科痛证,如痛经、盆腔炎腹痛、产后腹痛、产后外阴肿痛、妇产科手术后腹痛等,也用于产后尿闭、瘕块和不孕症等。

1.中药橡皮膏

多由温经散寒、通络止痛中药加入皮肤渗透剂制成。常用的有痛经膏(含丁香、白芷、生草乌、生川乌、麝香、川芎、肉桂等),痛经贴(含当归、川芎、香附、红花、延胡索等)。用时将橡皮膏贴于气海、关元、三阴交、肾俞、膀胱俞等穴位或痛点,药物借助渗透剂的作用,透过皮肤刺激经络,起效快,作用持久,使用方便。多用于妇科痛证。

2.中药包蒸敷

由行气活血、祛瘀消癥、通络止痛或佐以温经散寒或佐以清热凉血的中药加工成粗粒,棉布袋装,封口成包。用时浸湿药包,隔水蒸15min,趁热外敷患处,每日 1～2 次,每次 30～60min,10d 为 1 个疗程。代表方如消瘤散。

3.中药外敷

此法所用中药及治疗作用基本与中药包蒸敷法相同。不同的是将药物加工成细末,用时加水或水与蜜糖等量,调成糊状敷于下腹部或患部。药糊表面可置热水袋,使药物的温度维持在 45～60℃。常用的中成药如双柏散、伤科七厘散、坎离砂等。

4.药物离子导入

此法是运用中草药药液,借助药物离子导入仪的直流电场作用,将药物离子经皮肤或黏膜导入胞中或阴中,以治疗慢性盆腔炎、癥瘕、外阴炎和妇科手术后腹膜粘连等病。其主要机制是:①利用直流电场的作用,把起主要药理作用的药物纯离子直接导入病变部位,并在局部保持较高浓度和较长的作用时间,使药效得以充分发挥;②直流电与药物在治疗过程中常有相加作用。

本法无疼痛及其他不良反应,不损伤健康组织。常用 1% 的黄连素或复方丹参液从阳极导入,电极放在外阴(阳极)及腰骶部(阴极),电流为 5～10mA,持续 20min,每日 1 次。

二、针灸疗法

此法是通过在人体经穴上施行针刺、艾灸、注药、埋线、通电以及激光辐照等，以达到治疗目的的方法。已知针灸疗法对人体的呼吸、循环、血液、消化、神经、泌尿生殖系统以及免疫系统有多方面、多环节、多水平和多途径的调整作用，而与妇科关系较密切的主要有针灸的镇痛作用，针灸对下丘脑-垂体-卵巢-子宫生殖轴功能的调整作用以及对子宫收缩的调节作用等。

针灸治疗妇科疾病有悠久的历史，皇甫谧的《针灸甲乙经》叙述了五十三种妇科疾病的针灸治疗方法，如"乳子下赤白，腰俞主之""绝子灸脐中，令有子""女子阴中寒，归来主之"。王执中在《针灸资生经》中说"治月事不利见赤白而身，则败阴寒，穴行间""治月水不利见血而有身，则败乳肿，穴呈临泣"。王国瑞的《扁鹊神应针灸玉龙经》云："女子经候不匀调，中极、子宫、气海与中髎。"

针灸选穴以经络理论为依据，经络系统与妇女的生理及病理有着密切的关系。胞宫为"奇恒之府"。冲、任、督三脉下起胞宫，上与带脉交会，冲、任、督、带又上连十二经脉而与脏腑相通。它们彼此之间互相调节与滋养，从而维持着女性的正常生理功能，无论何种因素影响了其中任何一个方面都能使机体发生病变。针灸通过作用于经穴而起到调和阴阳、扶正祛邪、疏通经络，达到全身性治疗作用。

针灸治疗要根据辨证归经、循经取穴、针刺补泻等原则，通过不同的手法刺激穴位，达到调整人体阴阳平衡、脏腑气血经络功能的作用。

本法常用于治疗痛证、月经不调、闭经、崩漏、胎位不正、死胎不下、产后尿闭、产后缺乳、盆腔炎、不孕症、阴挺等病证。由于针灸能激活机体的痛觉调控系统，改变了机体的功能状态，从而减轻和抵消了机体对疼痛的感受与反应，故可用于剖宫产手术的麻醉和痛经、产后腹痛等痛证的治疗。

（一）常用针灸疗法

针灸疗法是通过在人体经穴上施行针刺、艾灸、注药、埋线、挑治、电针等治疗疾病的方法。

1.针刺

针刺是用毫针直接刺入穴位，并通过捻转、温针或电针刺激经络的方法。《医学纲目》说："妇人经脉不通取曲池、支沟、足三里、三阴交，此四穴壅塞不通则泻之，如虚耗不行则补之。""产后手足逆冷，刺肩井立愈。"妇科常用针灸止痛、调经、促排卵等。

2.艾灸

艾灸是把艾炷放置在穴位上直接灸，或用艾条在穴位上悬灸的治法。适用于寒湿凝滞、脏腑虚寒所致的痛经、闭经、崩漏、经行泄泻、带下病、胎位不正等。

艾灸至阴穴治疗胎位不正疗效确切。治疗的最佳时机是妊娠 28~32 周。但因子宫畸形、骨盆狭窄、盆腔肿瘤等因素所导致的胎位不正，则不适合艾灸治疗。

3.敷脐疗法（脐疗）

敷脐疗法又称脐疗、贴脐疗法，是将药物捣碎研细，并与各种不同的液体辅料调敷于脐中（神阙穴），使药性循经直达病所，以预防和治疗疾病的方法。

脐为腹壁最薄处，神阙为任脉之穴。任脉为阴经脉气所汇聚，为诸阴脉之海，有充养和调节阴经脉气的功能，对诸阴经有统率和协调作用，而神阙穴为任脉主穴，通过任脉与脏腑及十二经相通。适用于闭经、痛经、崩漏、带下病、癥瘕、不孕症等。

4.穴位注射（水针疗法）

根据针刺治疗的作用和药物性能与功效，选用相应的穴位和药物，将药液注入穴位内，发挥经穴与药物的渗透刺激对疾病产生的综合效应，从而达到治疗疾病目的的一种方法，也称水针疗法。适用于月经失调、崩漏、痛经、带下病、妊娠恶阻、难产、产后小便异常、盆腔炎、盆腔瘀血症、子宫脱垂、癥瘕等。对各种痛证、慢性炎症的作用尤为显著。常用穴位如八髎、三阴交、足三里、合谷、曲池等。药物以中药制剂及维生素制剂为常用,如复方当归注射液、丹参注射液、柴胡注射液、银黄注射液,或维生素 B_1、维生素 B_6、维生素 B_{12}、维生素 C 注射液。其他如普鲁卡因、地塞米松等也可以根据病情选用。注射量依据穴位所处位置而定,一般头、面、耳部每次注射 $0.1\sim0.5mL$,肌肉丰满处的穴位可注入 $1\sim5mL$。对于刺激性较大的药物如阿托品、维生素等,常用量为一般肌肉注射的 $1/5\sim1/2$。中药制剂一般为 $1\sim2mL$。急症每日 $1\sim2$ 次,慢性病每日或隔日 1 次。

一般而言,药物不宜注入关节腔、脊髓腔、血管内。在颈、项、胸、背部注射时切忌过深。孕妇下腹、腰骶部及三阴交、合谷等不宜行穴位注射,以免引起流产。

(二)妇科常见病证的针灸治疗

1.妇科痛证

(1)常用穴位:体针取气海、中极、三阴交、足三里、关元、地机、次髎。耳针取子宫、交感、内分泌、神门。

(2)方法:①一般在疼痛发作时施术,痛经者宜于经前 $3\sim7d$ 开始针刺;②实证用强刺激,留针 15min;虚证用中等刺激或针后加灸,或用温针法;③耳针可用针刺法或耳穴压迫法,施术时间与体针同;④氦-氖激光穴位辐照,多用于痛经,取三阴交和耳穴子宫穴,输出功率为25mW 和 5mW,光斑中央最亮点为 1mm,每次只照一侧穴位,每穴5min,激光发射点距穴位约 30cm。痛经者应于经前 10d 开始,隔日 1次,5 次为 1 个疗程(经期停照),一般可辐照 3 个疗程以上。

2.止血与调经

(1)常用穴位:体针取子宫、血海、三阴交、中极、关元、足三里、隐白、大敦、神阙。耳针取内分泌、皮质下、神门、子宫、肝、脾、肾。

(2)方法:①月经过多、崩漏、上避孕环后阴道出血患者,急性出血期间直接灸隐白(双)、大敦(双),每次 $5\sim7$ 壮,同时悬灸足三里(双)、神阙,每次 15～20min,每日 1～2 次。或王不留行籽贴压耳穴子宫(双)、内分泌(双)、肝(双)、脾(双),血止即停用。②无排卵功能性子宫出血或闭经患者可选用针刺、电针或穴位埋线等方法。体针取三阴交(双)、大赫(双)、血海(双)、中极穴,平补平泻,留针 15min,每日 1 次。气虚配脾俞、足三里;阴虚配内关、太冲;实热配水泉。电针取穴同体针,进针得气后通电,用脉冲波,频率 3Hz,电流强度小于 5mA,每次通电 30min。月经周期第 14d 开始电针,每日 1 次,共 3d;电针后 14d 内若不出现基础体温双相变化,再同法电针 3d。穴位埋线法取穴三阴交,月经净后 3～7d 施术。术前消毒双侧三阴交穴皮肤,用带针心的穿刺针抽出针芯约 2cm,用消毒 0 号羊肠线 2cm,从针尖插入针心内,直刺三阴交穴(不需局麻)深约 1 寸,得气后推针心,将羊肠线埋入其内,取出穿刺针,消毒纱布块敷穿刺部位,胶布固定。一般 2～3d 可去除敷料。

3.附件炎症

(1)常用穴位:取中极、关元、三阴交、中髎、次髎。

(2)方法:①于月经净后 3～5d 开始,体针选中极、关元、三阴交(双),隔日 1 次,每次刺激 5min,留针 15min,连续 10 次为 1 个疗程,月经期停针。如有因输卵管炎症粘连致输卵管阻塞者,加归来、子宫穴。②氦-氖激光穴位辐照,取中髎(双)、次髎(双)穴,输出功率为 25mW,光斑 0.5cm,激光发射点距穴位 1m,每日 1 次,每穴辐照 6min。月经净后 3～5d 开始,连续 12～15 次为 1 个疗程,经期停照。

4.产后乳汁过少

(1)常用穴位:主穴取乳根,配穴取合谷、后溪、少泽、膻中、足三里。

(2)方法:①悬灸乳根穴,以局部有温热感为度,每次 15min,同时针刺少泽、合谷、后溪穴,中等刺激,捻转 5min,留针 15min,10d 为 1 个疗程;②针刺双侧足三里,中等刺激,再取双侧乳根穴,沿皮下向乳房方向进针 1～1.5 寸,使针感向四外扩散、发胀;再取膻中,沿皮下向两侧乳房方向进针 1～1.5 寸;上穴各留针 15min 后出针;再点刺少泽穴出血,针后让患者双手放平,由膻中向乳头方向按摩 5～10min,以增加针效。

5.术后、产后尿潴留

(1)常用穴位:取三阴交、足三里、关元、中极、神阙穴。

(2)方法:①针刺双侧三阴交穴,强刺激 5min 后留针,再悬灸关元、中极,每次 15min,双侧足三里穴注射新斯的明 0.5mg;②取葱白 2 根,食盐 20g,艾绒适量。先将食盐炒黄,待冷备用,葱白洗净,捣烂如泥,用手压成 0.3cm 厚的饼 1 块,艾绒捻成蚕豆大小圆锥形艾炷 1～4 炷。将盐填平神阙,葱饼置于盐上,再将艾炷放葱饼上,尖朝上点燃,使火力由小到大,渐渐向皮肤传导,待皮肤有灼痛感时,即换 1 炷,直到温热入腹内时,即有便意,为中病。小便自解后,再灸 1～2 炷。

6.纠正胎位

(1)常用穴位:取至阴穴。

(2)方法:术前排除胎儿、子宫或骨盆畸形,以及前置胎盘等病理妊娠。以妊娠 32 周后,臀位妊娠为主要适应证。①艾灸法,悬灸双侧至阴穴,以局部有温热感为度,每次 15min,每日 2～3 次。②氦-氖激光至阴穴辐照,输出功率为 1.5mW,距穴位 2.0cm,每日 1 次,每次 10min,每次照射前复查胎位,7d 为 1 个疗程。胎位未纠正可行第 2 个疗程辐照。

此外,国内还有用针刺进行催产引产、避孕绝育的研究,虽已取得了一些经验,但仍有待今后继续对针刺强弱程度掌握,针刺穴位的选取和作用机制等方面进行深入的研究,以便为计划生育工作的开展创造一种安全有效、无不良反应的方法。

第三节　急症处置

急症发病急骤,病情危重,在治疗上要采取简便迅速和行之有效的各种综合措施,针药并用,内外合治,中西医结合。

一、止血法

在急性出血时,除立即设法补充血液外,必须争取早期施行有效的止血法。妇科止血,立法用药,要掌握塞流、澄源、复旧三个方法。急则治其标,因此"塞流"是当务之急。急救方法如下。

1.中药

中药止血药物及方剂很多,笔者一般选用参芪胶艾汤加味。

方药:黄芪 30g,党参 15g,阿胶 12g(烊化),艾叶炭 10g,仙鹤草 30g,地榆炭 30g,煅龙骨、煅牡蛎各 30g,三七粉 10g(冲服)。如衄血、尿血,加白茅根 30g;吐血,加藕节 30g,黄芩炭 15g。

2.针灸

取子宫、中极、关元、阴陵泉、血海、三阴交、太溪等。

3.耳针

常用敏感点有子宫、卵巢、肾上腺、心、肝、脾。隔日 1 次,血止后可每周埋针 1 次。双耳交替,用以巩固疗效。

4.挑治

子宫出血可在腰骶部近脊椎处找到阳性点(褐色稍突出皮肤表面,压之退色),以三棱针刺破表皮后,挑出白色纤维样组织。

5.穴位注射

0.75%三七当归液 0.5～1.5mL,注入关元俞、肾俞、三阴交。

6.其他止血药

维生素 K、维生素 C、卡巴克洛(安络血)、仙鹤草素、酚磺乙胺(止血定)等。

7.其他疗法

必要时可用性激素止血或刮宫。

二、息风法

息风法是针对抽搐及惊厥所采取的一种治法。妇科急症中抽搐及惊厥的症状常见于经行抽搐、子痫、先兆子痫、脏躁等病中。究其原因，有血虚，营卫失和，筋失血养，或为阴亏风动。急救方法如下。

1.中药

方药一（羚角钩藤汤）：羚羊角 3g（山羊角 15g 代，冲），桑叶 9g，川贝母 9g，鲜生地黄 30g，钩藤 12g（后下），菊花 9g，生白芍 9g，生甘草 4.5g，淡竹茹 9g，茯神 9g。抽搐严重的，可加石菖蒲 9g，郁金 9g，天竺黄 9g。

方药二：钩藤 30g（后下），生石决明 15g（先煎），珍珠母 30g（先煎），夏枯草 30g，生龙骨 30g（先煎），生牡蛎 30g（先煎），桑寄生 9g，杜仲 10g，怀牛膝 15g，白芍 15g。适用于育阴潜阳。若挟痰者，加半夏 9g，胆南星 4.5g。

昏迷抽搐，还可选用安宫牛黄丸、紫雪丹、至宝丹，凉开水调匀，分次鼻饲或口服。

2.针灸

取风池、人中、丰隆、大陵、行间。

3.耳针

常用敏感点有肾、肝、心、神门、交感。

三、救脱法

救脱法是针对正气虚脱而采取的一种治疗方法。

妇科急症中，常因大量失血、重度感染等，而引起患者表情淡漠、脸色苍白，皮肤湿冷，脉搏快而细弱，血压下降的虚脱证候。急救方法如下。

1.中药

当出现手足厥逆,脉微弱欲绝,气虚欲脱时可用独参汤。

方药一(独参汤):朝鲜参 9g 或吉林参 9g,回阳救逆可用参附龙牡汤。

方药二(参附龙牡汤):吉林参 9g,制附子 9g(先煎),煅龙骨 30g(先煎),煅牡蛎 30g(先煎)。

2.改变体位

患者处头低足高位(抬高床脚 10°～15°),可增加心排血量及改善脑部缺血现象。如有缺氧情况,应给予氧气吸入。

3.针灸

一般取人中、合谷,行补法,留针 5～10min。

4.输血

大失血的患者,输血须足量,使血容量即刻恢复,以输入全血为宜。

四、解毒法

解毒法是针对妇科急症中因分娩、流产而感染邪毒,甚至发生脓毒血症的一种治疗方法。急救方法如下。

1.中药

方药(清热解毒汤):金银花 30g,连翘 30g,大血藤 30g,败酱草 30g,牡丹皮 9g,栀子 12g,白茅根 30g,生甘草 9g。如患者出现烦躁,夜寝不安,还可用清营汤[犀角(水牛角代)、生地黄、玄参、竹叶、金银花、连翘、黄连、丹参、麦冬],神昏谵语,则用犀角地黄汤加减[生地黄、芍药、牡丹皮、犀角(水牛角代)],昏迷者加至宝丹。

2.卧床休息

急性期应卧床休息。如患者有高热可采用乙醇或冷水擦浴法。

3.针灸

一般取穴三阴交、曲骨、太冲与中极。

4.中西医结合

如患者出现脓毒性休克,脉搏突然消失,血压测量不出,应用血管加压药物,去甲肾上腺素 2mg,加入 5％葡萄糖注射液 50～500mL 中,静脉滴注。如无显著效果可增至 4～5mg。在严重休克时,将冬眠合剂与升压药物同时使用。如果因患者出血与呕吐,使钠与钾丧失过多,轻则可注射适量加钾生理盐水或林格溶液。如已发生酸中毒,则立即静脉注射乳酸钠溶液。

五、化瘀法

化瘀法是针对妇科急症中因外感或七情、外伤而导致胞宫血瘀的一种治疗方法。急救方法如下。

1.中药

方药一(桃仁承气汤):桃仁 9g,大黄 9g,桂枝 8g,芒硝 9g,炙甘草 4.5g。适用于下焦蓄血证。

方药二(血府逐瘀汤):当归 9g,生地黄 9g,桃仁 9g,红花 9g,枳壳 9g,赤芍 9g,柴胡 9g,甘草 3g,桔梗 6g,川芎 9g,牛膝 9g。适用于血瘀气滞。

方药三(逐瘀止血汤):生地黄 9g,当归 9g,赤芍 9g,牡丹皮 9g,龟甲 30g,桃仁 9g,枳壳 9g,大黄炭 9g。适用于血崩。

方药四(少腹逐瘀汤):小茴香 6g,炮姜 6g,延胡索 9g,没药 6g,当归 9g,川芎 9g,桂心 6g,栀子 9g,车前子 9g,牛膝 9g。适用于气滞血瘀。

2.针灸

取太冲、血海、三阴交、关元、子宫(中极旁开 3 寸)。

3.耳针

常用敏感点有子宫、内分泌、卵巢。

六、开窍法

开窍法是针对妇科急症中因心窍蒙闭而神识不醒的一种治疗方法。急救方法如下。

1.中药

(1)安宫牛黄丸(成药):适用于高热、神昏、谵语。

(2)紫雪丹(成药):适用于高热、神昏、抽搐。

(3)通关散:猪牙皂、细辛各等份,研细末,吹鼻中取嚏。适用于痰厥、牙关紧闭、昏迷不醒而无出血情况者。

(4)苏合香丸(成药):适用于痰厥不省人事。

2.针灸

取人中、合谷、十宣、十二井、中冲。

七、引产法

引产法是针对妇女妊娠期间因某些疾病不能继续妊娠,而采取的一种治疗方法。急救方法如下。

1.中药

天花粉引产,原则是用于妊娠 3 个月以上至 6 个月以下。

(1)羊膜腔内给药:方法是先抽羊水 2～5mL,用以溶解天花粉 5～10mg,再缓慢注入羊膜腔内。

(2)肌内注射:方法是将天花粉液 5～10mg,溶于生理盐水 5mL 中,肌内注射。

使用时,天花粉液皮试阳性、心、肝、肾疾病急性期或伴功能不良者禁用。注射后 48h,严格观察体温、脉搏、呼吸、血压,直至流产。注射后每天观察胎动、胎心、宫缩和阴道出血等情况,一般注射后 6～10d 流产。注射后 6～8h 可以出现发热、头痛、咽喉痛以及局部皮肤红肿疼痛等症状,2～3d症状可自行消退。如不减轻,可以对症处理。

2.针灸

针刺双侧合谷、三阴交。强刺激,必要时可重复使用。

3.缩宫素(催产素)

1‰(5U缩宫素溶于5～10％葡萄糖溶液或生理盐水500mL内),静脉滴注。开始速度宜缓慢,每分钟10～12滴,如出现宫缩、胎心、血压正常,可增加滴数,最快每分钟不超过90滴。

4.其他

手术引产。

第二章 女性生殖器炎症

第一节 外阴炎及前庭大腺炎

一、概述

非特异性外阴炎是指不由某种特定细菌而引起的外阴炎症。其病因常为经血、阴道分泌物、糖尿病患者的糖尿、粪瘘患者的粪便的刺激以及尿瘘患者尿液的长期浸渍所致；另外，穿紧身化纤内裤，或经期使用卫生巾、平时使用卫生护垫等导致局部通透性差，外阴潮湿，也可引起本病。前庭大腺位于两侧大阴唇下方，腺管开口于小阴唇内侧近处女膜处。此部位有利于细菌的隐存，常因性交、分娩、月经及外阴受到污染时，病原体侵入腺体而引起感染。当炎症引起腺口闭塞，炎性分泌物不能排出，则形成前庭大腺脓肿。以单侧多见，好发于育龄期妇女。

本病属于中医"阴肿""阴疮"的范畴。首见于《金匮要略·妇人杂病脉证并治》："少阴脉滑而数者，阴中即生疮，阴中蚀疮烂者，狼牙汤洗之。"中医认为本病多由经行产后，忽视卫生或外感湿热毒邪，蕴积于下；也可因寒邪凝滞气血，瘀积于内而引起。以热毒者为多见。治则以清热解毒为主，佐以消肿散结；气血虚弱者则益气养血，托毒外出。

二、辨证论治

(一)外阴炎

1.肝经湿热

主证:阴部瘙痒,甚则溃烂,烦躁易怒,口苦咽干,头晕目眩,大便燥结,小便短黄,舌红,苔黄腻,脉弦滑数。

治法:清肝,泻热,除湿,止痒。

例方:龙胆泻肝汤(《医宗金鉴》)加味。

用药:龙胆草,柴胡,栀子,黄芩,车前子(包),泽泻,生地黄,当归,生甘草,川木通。

加减:阴痒明显者,加苦参、白鲜皮燥湿止痒。

2.阴虚血燥

主证:阴部皮肤粗糙、肥厚,瘙痒不已,头晕耳鸣,口干咽燥,肌肤不润,大便秘结,舌淡少苔,脉细数或细弱。

治法:滋润养血祛风。

例方:当归饮(《证治准绳》)。

用药:当归,川芎,白芍,生地黄,防风,荆芥,黄芪,甘草,白蒺藜,制首乌。

加减:阴痒明显者,加蝉蜕祛风止痒。

(二)前庭大腺炎

1.热毒蕴结

主证:阴户一侧或双侧忽然肿胀疼痛,行走艰难,继而肿处高起,形如蚕茧,不易消退,3~5d便欲成脓,继则局部溃破流脓,溃后脓多臭秽而稠,一般经5~7d便可收口而愈,但易反复发作,往往伴有恶寒发热,口干纳少,大便秘结,小便涩滞,舌质红,舌苔黄腻,脉滑而数。

治法:清热解毒,消肿散结。

例方：

(1)五味消毒饮(《医宗金鉴》)加味：

用药：金银花，野菊花，蒲公英，紫花地丁，天葵子，乳香，没药，赤芍，牡丹皮。

(2)仙方活命饮(《校注妇人良方》)：

用药：白芷，贝母，防风，赤芍，当归，甘草，皂角刺(炒)，穿山甲(炙)，天花粉，乳香，没药，金银花，陈皮。

加减：若疮久不愈，兼神疲乏力、正气不足者，加生黄芪、党参益气扶正，托毒外出。若反复出脓、窦道形成者，加黄芪、桔梗以扶正托毒。二便秘涩者加大黄、槟榔，使热毒之邪从便中排出。

2.寒凝

主证：肿块坚硬，皮色不变，不甚肿痛，经久不消或日久溃烂，瘙痒出血，脓水淋漓，疮久不敛，神疲体倦，纳谷不香，心悸烦躁，舌质淡嫩，舌淡黄腻，脉细弱无力。

治法：益气养血，托毒外出。

例方：

(1)托里消毒散(《外科正宗》)：

用药：人参，川芎，白芍，黄芪，当归，白术，茯苓，金银花，白芷，甘草，皂角刺，桔梗。

(2)小金丹(《外科全生集》)：

用药：路路通，草乌，五灵脂，地龙，马钱子，乳香(去油)，没药(去油)，当归身，麝香，墨炭。

3.肝经湿热

主证：外阴红肿胀痛，常伴有发热，两胁胀痛，口苦咽干，小便短赤，大便不爽，舌红，苔黄而腻或黄厚，脉弦数或濡数。

治法：清肝利湿，清肿止痛。

例方：龙胆泻肝汤(《医宗金鉴》)加味。

用药：龙胆草，栀子，黄芩，车前子，木通，泽泻，生地黄，当归，甘草，柴胡,蒲公英,紫花地丁。

加减:若肝郁脾虚者,用逍遥散。若溃腐胀肿,或已溃破者,可按阴疮治疗。

4.气虚下陷

主证:阴户肿胀而坠,面色少华,神疲肢倦或小腹空坠,纳少便溏,带下绵绵,舌淡,苔白,脉细软无力。

治法:益气养血,升举中阳。

例方:补中益气汤(《脾胃论》)。

用药:人参,黄芪,炙甘草,当归,陈皮,升麻,柴胡,白术。

三、单验方

(1)清热祛湿汤:龙胆草、薏苡仁各 15g,当归、生地黄、栀子、茯苓、黄芩、板蓝根、车前子、牡丹皮、泽泻各 10g,水煎服,每日 1 剂,清热祛湿,消肿止痛。适用于肝经湿热下注型。

(2)升提散:枳壳、茺蔚子各 15g。水煎,加糖适量,每日 1 剂,30d 为 1 个疗程,补益气血,升提中气。用于气虚下陷型。

(3)蒲公英 20g,泽泻、赤芍、金银花、连翘各 15g,牡丹皮 12g,青天葵、龙胆草、黄柏、栀子各 10g,生甘草 6g,水煎服。

(4)金银花 15g,连翘 15g,蒲公英 20g,龙胆草 12g,牡丹皮 12g,泽泻 15g,黄柏 10g,水煎服。

(5)赤芍、天花粉、茯苓、紫花地丁各 15g,薏苡仁 12g,当归 9g,没药 8g,水煎服。

(6)泽兰叶 60g,马鞭草、苦瓜根各 30g。水煎,滤汁,置盆中熏洗坐浴,每日 2 次,7d 为 1 个疗程。

四、中成药

1.清热解毒丸

组成:大黄,紫花地丁,蒲公英,连翘,甘草,防风,荆芥,黄芩,木通,生地黄。

主治:清热解毒,消风散肿。适用于热毒壅滞型外阴炎及前庭大腺炎。

用法:口服,成人 6g/次,每日 2 次。

规格:水丸剂,每 50 粒重 3g。

2.连翘败毒丸

组成:金银花,连翘,蒲公英,紫花地丁,大黄,栀子,黄芩,黄连,黄柏,苦参,白鲜皮,木通,防风,白芷,蝉蜕,荆芥穗,羌活,麻黄,薄荷,柴胡,天花粉,玄参,贝母,桔梗,赤芍,当归,甘草。

主治:清热解毒,散风消肿。可用于热壅成脓型外阴炎及前庭大腺炎。

用法:口服,1 次 6g,每日 2 次。

规格:每 100 粒重 6g,每袋 6g,每盒 10 袋。

第二节　阴道炎

一、概述

阴道炎是阴道黏膜及黏膜下结缔组织的炎症,是妇科门诊常见的疾病。正常健康妇女,由于解剖学及生物学特点,阴道对病原体的侵入有自然防御功能,当阴道的自然防御功能遭到破坏,则病原体易于侵入,导致阴道炎症。幼女及绝经后妇女由于雌激素缺乏,阴道上皮薄,细胞内糖原含量减少,阴道 pH 高达 7 左右,故阴道抵抗力低下,比青春期及育龄期女性更易受感染。阴道炎临床上以白带的性状发生改变以及外阴瘙痒灼痛为主要临床特点,性交痛也常见,感染累及尿道时,可有尿痛、尿急等症状。

常见的阴道炎有细菌性阴道炎、滴虫性阴道炎、外阴阴道假丝酵母菌病、老年性阴道炎。有学者等曾对 1181 例阴道炎进行研究,发现 41％为细菌性,27％为假丝酵母菌病,24％为滴虫性。老年性阴道炎发生于绝经以后、卵巢切除者或盆腔放射治疗后,其发病率据报道高达 98.5％。

阴道炎主要属于中医的"带下""阴痒"的范畴。

二、辨证论治

(一)细菌性阴道炎

1.肝肾阴虚

主证:阴道干涩灼热或疼痛,潮红,带下量少或量多,色黄或淡红或赤白相间,质稀如水或黏稠,伴心烦少寐,手足心热,咽干口燥,腰酸耳鸣,或头晕眼花,烘热汗出,小便黄少或短赤涩痛,舌红少苔而干,脉细数。

治法:滋阴清热。

例方:知柏地黄汤(《小儿药证直诀》)加减。

用药:盐知母,盐黄柏,熟地黄,山药,山茱萸,茯苓,牡丹皮,泽泻。

加减:若头晕耳鸣、心烦,宜加鳖甲、龟甲胶以滋阴潜阳;若神疲、纳差、便溏,宜加人参、白术以健脾益气。

2.肝郁脾虚

主证:阴部胀痛或灼热,甚者痛连少腹、乳房,带下量多、色黄、质稠或有臭气,伴烦躁易怒,胸闷太息,口苦,纳差,舌红,苔薄白腻或黄腻,脉弦滑数。

治法:疏肝清热,健脾除湿。

例方:丹栀逍遥散(《太平惠民和剂局方》)加减。

用药:牡丹皮,栀子,当归,白芍,柴胡,白术,薄荷,甘草,车前子,茵陈。

加减:若伴大便溏薄,可加益智仁、怀山药以健脾止泻;带下黄稠味臭者,可加黄柏、金银花、连翘以燥湿清热解毒;胸闷纳呆者,加豆蔻、砂仁以醒脾化湿。

3.湿热下注

主证:带下量多,色黄,质黏稠,有臭气,阴道肿痛,潮红或有溃疡,尿黄或尿频、涩痛,口腻,纳呆,舌红,苔黄腻,脉滑数。

治法:清热利湿。

例方:龙胆泻肝汤(《医宗金鉴》)加减。

用药:龙胆草,栀子,茯苓,车前子,泽泻,生地黄,当归,甘草,柴胡。

加减:热盛伤阴出现口干、便结等症状者,去燥热之柴胡,加大生地黄用量,加白茅根、芦根以清热养阴生津;湿热蕴毒,阴道肿痛,带下腥臭者,可加金银花、连翘、野菊花等以清热解毒。

(二)滴虫性阴道炎

1.湿热下注

主证:带下量多、色黄、质稠或如泡沫状,其气腥臭,镜检可见滴虫,阴部灼热瘙痒,尿黄,大便溏而不爽,口腻而臭,舌质偏红,苔黄厚腻,脉滑数。

治法:清热利湿,杀虫止痒。

例方:四妙散(《验方新编》)加减。

用药:苍术,黄柏,薏苡仁,牛膝,白鲜皮,百部。

加减:伴见尿黄、尿痛、排尿淋漓不尽者,可加车前子、瞿麦以利湿通淋。

2.肝经湿热

主证:带下量多,色黄或黄绿如脓,质稠,如泡沫状,气味腥臭。头晕目胀,心烦口苦,胸胁、少腹胀痛,阴部瘙痒灼痛,尿黄便结,苔黄,脉弦数。

治法:泻肝清热,除湿杀虫。

例方:龙胆泻肝汤(《医宗金鉴》)加减。

用药:龙胆草,生地黄,当归,柴胡,甘草,泽泻,车前子,黄芩,栀子。

加减:热邪炽盛,大便干结者,可加大黄以泻热通便;口苦心烦,带下黏腻色黄味臭者,可加黄连、黄柏以清泻中下焦之热。

3.湿毒

主证:带下量多、色黄、如脓,混杂血丝,或浑浊如泔,夹下脓血,臭秽,阴痒,阴中灼热,小便短赤、涩痛,心烦口渴,或小腹胀痛,或兼身热,舌红苔黄,脉滑数。本证常见于滴虫性阴道炎之重症或合并其他病菌感染者。

治法:清热解毒,除湿祛邪。

例方:萆薢渗湿汤(《疡科心得集》)加减。

用药:萆薢,薏苡仁,黄柏,赤茯苓,牡丹皮,泽泻,滑石,百部,贯众。

加减:治疗过程中,若湿热未尽者禁用收涩止带之品,如乌贼骨、金樱子等,以免留邪;只纯清利,使湿去热清则带自止。用药时还应根据湿与热的偏盛,治疗有所不同,热盛者以清热为主,湿盛者则以利湿为主。若湿毒蕴热,热邪炽盛致身热,甚至寒战者,加用金银花、野菊花、蒲公英、紫花地丁等以清热解毒;阴中灼痛,小腹胀痛者用延胡索、香附以理气止痛。

(三)外阴阴道假丝酵母菌病

1.湿浊蕴结

主证:阴痒,坐卧不安,心烦失眠,带下量多或少,如豆渣样,色白或淡黄,脘腹胀满,舌质正常,苔薄白腻,脉濡缓。

治法:利湿,杀虫止痒。

例方:萆薢分清饮(《医学心悟》)加减。

用药:萆薢,石菖蒲,黄柏,茯苓,白术,丹参,车前子,鹤虱,白鲜皮,贯众。

加减：若兼神疲乏力，气短懒言，舌淡胖等脾虚之证者，加山药、太子参以健脾。

2.阴虚夹湿

主证：带下量或多或少，豆渣样或水样，或夹有血丝，阴痒或灼痛，反复发作，伴五心烦热，夜寐不安，口干不欲饮，尿赤涩频数，舌红，少苔或舌中根部有黄腻苔，少津，脉细数。

治法：滋阴清热，杀虫除湿。

例方：子淋汤（《女科正宗》）加减。

用药：生地黄，阿胶（烊化），黄芩，栀子，甘草，鹤虱，白鲜皮。

加减：若带下色赤，可加牡丹皮以凉血止血；五心烦热者，可加竹叶以清心火。

本病轻症者单用外治法即能收效，待经净后宜巩固治疗，治疗期间应注意换洗内裤，防止反复感染。

（四）老年性阴道炎

1.肝肾阴虚

主证：带下色黄或赤，清稀如水或稠，量常不多，阴中灼热、疼痛、瘙痒、干涩，头晕，耳鸣，心烦易怒，腰膝酸软，咽干口燥，舌红，少苔，脉细数。

治法：滋补肝肾，清热止带。

例方：知柏地黄丸（《小儿药证直诀》）。

用药：熟地黄，山药，山茱萸，茯苓，牡丹皮，泽泻，黄柏，知母。

加减：若烘热汗出形寒，为阴阳两虚，加仙茅、仙灵脾以温补肾阳，阴阳并治；若心悸失眠烦躁，为心肾不交，加柏子仁、五味子以宁心安神；若带下量多不止者，加煅牡蛎（先煎）、芡实、莲须以固涩止带。

2.湿热下注

主证：带下量或多或少，色黄或黄赤，有臭味，有时为脓带，阴痒灼热，口苦口干，尿黄，苔黄腻，脉细滑或细弦。

治法:清热利湿止带。

例方:止带方(《世补斋医书全集》)加减。

用药:猪苓,车前子(包煎),泽泻,茵陈,赤芍,黄柏,栀子,薏苡仁。

加减:若湿毒壅盛,阴道或宫腔积脓,身热者,宜加野菊花、蒲公英、紫花地丁、龙葵、败酱草以加强清热解毒之功。

三、单验方

(1)蛇床子 30g,五倍子、花椒、白矾各 10g,苦参 15g,凤眼草 15g,煎汤,洗阴部,每日 2 次或 3 次,用于湿热型。

(2)鹤虱 30g,苦参 12g,威灵仙 12g,当归 12g,蛇床子 12g,狼毒 10g,薄荷(后下)3g,煎汤外洗,每晚 1 次。用于湿热型。

(3)苍术、黄柏、怀牛膝各 10g,苦参 9g,鱼腥草 30g。煎水熏洗。用于湿热下注型。

(4)黄连、黄柏、片姜黄各 5g,当归 9g,金银花 15g。焙干研末,用羊毛脂调敷成膏,以带线药棉球蘸药膏,纳入阴道后穹隆部,每日 1 次,7～10 次为 1 个疗程,用于带下黄者。

(5)苦参 30g,蚤休、黄柏、鹤虱各 15g,土茯苓 20g,生甘草 10g,煎水坐浴。用于湿毒型。

四、中成药

1.龙胆泻肝丸

组成:龙胆草,黄芩,栀子,泽泻,木通,车前子,生地黄,当归,柴胡,甘草。

主治:清肝胆,利湿热。可用于湿热下注型细菌性阴道炎。

用法:口服,每次 3～6g,每日 2 次。龙胆泻肝丸(大蜜丸):口服,每次 1～2 丸,每日 2 次。龙胆泻肝丸(浓缩丸):口服,每次 8 丸,每日 2

次。龙胆泻肝颗粒(冲剂):开水冲服,每次 6g,每日 2 次,糠尿病患者不宜。龙胆泻肝口服液:口服,每次 1 支,每日 3 次,糖尿病患者不宜。龙胆泻肝片:口服,每次 4～6 片,每日 2 次或 3 次。

规格:丸剂,每 100 粒重 6g。

2.白带丸

组成:黄柏(酒炒),椿皮,白芍,当归,香附(醋制)。

主治:清湿热,止带下。可用于湿浊下注之细菌性阴道炎。

用法:口服,每次 6g,每日 2 次。

规格:每瓶装 60g,丸剂。

3.加味(丹栀)逍遥丸

组成:柴胡,白芍,当归,白术(麸炒),牡丹皮,栀子(姜炙),茯苓,甘草,薄荷,生姜。

主治:疏肝清热,健脾养血。可用于属肝郁脾虚之细菌性阴道炎。

用法:口服,每次 6～9g,每日 2 次。

规格:水丸。每 100 粒重约 6g,每袋可装 6g,9g,18g。

第三节　子宫颈炎

一、概述

　　子宫颈炎是生育年龄妇女的常见病。临床分急性和慢性两种,以慢性子宫颈炎为多见。急性子宫颈炎多因分娩、流产或手术损伤宫颈,病原体乘机侵入引起感染后而发生,临床表现为白带增多,常呈脓性,伴下腹部及腰骶部坠痛,可有膀胱刺激症状、发热等。妇科检查可见宫颈充血和水肿,有脓性分泌物自宫颈口流出,颈管内膜外翻,触痛,严重时组织坏死、破溃。慢性子宫颈炎多由急性子宫颈炎转变而来。其局部病理改变包括子宫颈糜烂、宫颈肥大、宫颈息肉、宫颈腺囊肿、宫颈黏膜炎。临床表现为白带增多,呈乳白色黏液或淡黄色脓性,可有血性白带或性交后出血。

因本病以带下增多为特征,故相当于中医学"带下病"之范畴。"带下病"一名首见于隋代《诸病源候论》。清代《傅青主女科》则论述了其病因病机,认为"带下俱是湿症",湿邪是其主要病因。《女科经论》进一步论曰:"带下如鸡子清者,脾肾虚极也。"指出其湿邪源于脾肾两虚,脾虚失运,水湿内停。其病主要因湿邪蕴结,影响任带,以致带脉失约,任脉不固而致病。

二、辨证论治

(一)急性子宫颈炎

1.湿热

主证:带下量多,多黄或黄绿,质黏腻或脓稠,有异味,伴有口苦、胸闷、纳差、心烦易怒,外阴瘙痒,舌苔黄腻或黄厚,脉弦滑或滑数。

治法:清利湿热。

例方:龙胆泻肝汤(《医宗金鉴》)加减。

用药:龙胆草,炒栀子,黄芩,车前子,川木通,泽泻,生地黄,当归,牡丹皮,赤芍,生甘草,柴胡。

加减:外阴瘙痒明显,加白鲜皮、蛇床子、苦参燥湿止痒。

2.毒热

主证:带下量多,或赤白相兼,或五色杂下,质多黏腻,或呈脓性,臭秽难闻,小腹作痛,烦热口干,午后尤甚,大便干结,小便黄少,舌红,苔黄而干,脉数。

治法:清热解毒。

例方:五味消毒饮(《医宗金鉴》)加减。

用药:蒲公英,金银花,野菊花,紫花地丁,天葵子,白花蛇舌草,牡丹皮,赤芍,白茅根,竹叶。

加减:大便秘结者,加大黄泻热通腹。

(二)慢性子宫颈炎

1.脾虚湿盛

主证:带下量多,色淡,质稀,连绵不断,气味不大,面色萎黄,疲倦乏力,纳差便溏,舌淡嫩或胖,苔白或腻,脉细缓或细滑。

治法:健脾益气,升阳除湿。

例方:完带汤(《傅青主女科》)加减。

用药:人参,白术,白芍,山药,苍术,陈皮,柴胡,荆芥,车前子(包),甘草。

加减:气虚重者,加黄芪;寒凝重而有腹痛者加香附、艾叶;纳差食少者加砂仁(后下)、厚朴。

2.肾阳虚衰

主证:带下清冷,量多,质稀不断,腰酸如折,小腹冷痛,小便频数,大便溏薄,舌淡,苔薄白,脉沉迟。

治法:温肾培元,固涩止带。

例方:内补丸(《女科切要》)加减。

用药:鹿茸,菟丝子,沙苑子,蒺藜,黄芪,肉桂,桑螵蛸,肉苁蓉,制附子,紫菀。

加减:大便溏薄者,去肉苁蓉,加补骨脂、肉豆蔻;小便清长或夜尿频多者,加覆盆子、益智仁。

3.阴虚夹湿

主证:带下量多,色黄或夹血,质稠厚有气味,阴部瘙痒,腰酸腿软,耳鸣目眩,五心烦热,或烘热汗出,咽燥口干,失眠多梦,舌红或淡红,苔薄少津或黄而腻,脉细数。

治法:滋阴益肾,清利湿热。

例方:知柏地黄丸(《小儿药证直诀》)加减。

用药:熟地黄,山茱萸,山药,泽泻,茯苓,牡丹皮,知母,黄柏。

加减:头晕目眩者,加女贞子、墨旱莲、杭菊花、钩藤;咽燥口干较重者,加沙参、麦冬;五心烦热者,加地骨皮、银柴胡;失眠多梦者,加酸枣仁、柏子仁。

4.湿热下注

主证:带下量多,色黄或呈脓状,质黏稠,气味臭秽,阴部瘙痒,小腹坠痛,胸闷纳差,口苦口腻,小便黄赤,舌红,苔黄腻,脉滑数。

治法:清热凉血,利湿止带。

例方:止带方(《世补斋》)加减。

用药:猪苓,茯苓,车前子(包),泽泻,茵陈,赤芍,牡丹皮,黄柏,栀子,牛膝。

加减:腹部坠痛者,加川楝子、延胡索;带下臭秽较重者,加土茯苓、苦参。

三、单验方

(1)马齿苋车前草汤:马齿苋、车前草各30g。加水300mL浸泡10min,煎汤代茶饮,可连服。功能清热利湿。适用于湿热壅盛型急性子宫颈炎。

(2)地肤子、苍耳子、蛇床子、苦参各等份,水煎过滤后坐浴。每日1次,10d为1个疗程。经期停用。

(3)枯矾、儿茶、五倍子、白及、硇砂、冰片,合研细末,每5d局部上药1次,5次为1个疗程。经期停用。

(4)白果1~2个,放于鸡蛋内,糊口蒸熟后食用。每日2次,10d为1个疗程。

四、中成药

1.茸坤丸

组成:鹿茸,白术(土炒),香附(制),白芍(酒炒),黄芩(酒制),熟地黄,紫苏,生地黄,阿胶(炒),沉香,化橘红,益母草(酒制),琥珀,川牛膝,木香,党参,乌药(制),川芎(制),当归(制),茯苓,砂仁,甘草(蜜炙)。

主治:调经养血,理气止带。用于脾肾亏虚之子宫颈炎。

用法:口服,每次 1~2 丸,每日 1 次或 2 次。

规格:每丸重 6g。

2.温经止带丸

组成:鹿角霜(醋炒),白术(土炒),茯苓,牡蛎(煅),陈皮(制),苍术(麸炒),柴胡,赤芍,莲须,黄柏(盐炒),车前子(炒),龙骨(煅)。

主治:温经散寒,祛湿,固涩止带。

用法:口服,每次 6~9g,每日 2 次。

规格:每 10 丸重约 1g。

3.抗宫炎片

组成:广东紫珠,益母草,乌药干浸膏。

主治:清湿热,止带下。用于湿热带下之子宫颈炎。

用法:口服。每次 6 片,每日 3 次。

规格:100 片/瓶。

第四节　急性盆腔炎

女性内生殖器官及其周围结缔组织、盆腔腹膜发生的炎症,称为盆腔炎。盆腔炎可分为急性盆腔炎和慢性盆腔炎。中医古籍无盆腔炎之名,根据其临床特点,可散见于"热入血室""带下病""妇人腹痛""癥瘕"

"不孕"等病证中。《金匮要略·妇人杂病脉证并治》云："妇人中风,七八日续来寒热,发作有时,经水适断,此为热入血室,其血必结,故使如疟状,发作有时。"此症状的描述,似是有关盆腔炎临床症状的最早记载。本文专论急性盆腔炎。

女性盆腔生殖器官及其周围结缔组织和腹膜的急性炎症,称为"急性盆腔炎"。根据其病变部位的不同,分别称作急性子宫内膜炎、急性输卵管炎、输卵管积脓、输卵管卵巢脓肿、急性盆腔结缔组织炎、急性盆腔腹膜炎等。其初期临床表现与古籍记载的"热入血室""产后发热"相似。

一、病因病机

1.热毒炽盛

经期、产后、流产后,手术损伤,体弱胞虚,气血不足,房事不节,邪毒乘虚内侵,客于胞宫、胞脉与冲任,化热酿毒,致高热、腹痛而发为本病。

2.湿热瘀结

经行产后,余血未净,湿热内侵,与余血相搏,冲任、胞脉、胞络阻滞,瘀结不畅,致瘀血与湿热内结,滞于少腹,则腹痛带下日久,缠绵难愈,发为本病。

二、辨证论治

1.热毒炽盛

主证:高热恶寒,甚或寒战,下腹部疼痛拒按,口苦,口干渴欲冷饮,小便短赤,大便秘结,带下量多,色黄,或赤白相兼,质黏稠,或如脓血,味臭秽,月经量多,或淋漓不净;舌红,苔黄厚糙,脉滑数。

治法:清热解毒,化瘀止痛。

方药:解毒安宫汤(自拟)。金银花、蒲公英、红藤、地丁、败酱草、薏苡仁、大黄、牡丹皮、冬瓜仁、延胡索。

2.湿热瘀结

主证：下腹部疼痛拒按，或胀满，热势起伏，寒热往来，胸闷纳呆，带下量多、色黄、质稠味臭秽，经量增多，经期延长，淋漓不止，大便溏或燥结，小便短赤；舌质红有瘀点，苔黄厚腻，脉弦滑。

治法：清热利湿，化瘀止痛。

方药：清利安宫汤（自拟）。赤芍、牡丹皮、忍冬藤、红藤、败酱草、栀子、车前子、薏苡仁、大黄、枳壳。

第五节　慢性盆腔炎

女性盆腔生殖器官及其周围结缔组织、盆腔腹膜发生的慢性炎症性病变，称为慢性盆腔炎。临床根据病变特点及部位的不同，分别称为慢性输卵管炎、输卵管积水、输卵管卵巢炎、输卵管卵巢囊肿、子宫内膜炎、子宫肌炎、慢性盆腔结缔组织炎等。本病属中医的"带下""癥瘕""不孕"等范畴。

一、病因病机

1.湿热瘀结

湿热之邪内侵，与冲任气血相搏结，气血阻滞，湿热瘀血内结于胞宫、胞脉，缠绵日久不愈。

2.气滞血瘀

七情内伤，肝气郁结，或外感湿热之邪，滞留于冲任胞宫，气机不畅，瘀血内停，脉络不通。

3.寒湿凝滞

素体阳虚，下焦失于温煦，水湿运化不利，寒湿内结，或寒湿之邪乘虚侵袭，与胞宫内余血浊液相结，凝结瘀滞。

4.气虚血瘀

素体虚弱,或正气内伤,外邪侵袭,留滞于冲任,血行不畅,瘀血停聚;或久病不愈,瘀血内结,日久耗伤正气,致气虚血瘀,内结于胞宫胞脉。

5.肾虚血瘀

先天禀赋不足,或房事不节,命门火衰,或经期摄生不慎,感受风寒,寒邪入里,损伤肾阳,冲任失于温煦,胞脉虚寒,寒则血凝,结于胞宫胞脉,而发为本病。

二、辨证论治

1.湿热瘀结

主证:少腹部隐痛,或疼痛拒按,或痛连腰骶,低热起伏,经期或劳累后加重,带下量多,色黄,质黏稠,胸闷纳呆,口干不欲饮,大便溏,或秘结,小便黄赤;舌红,苔黄干或黄厚腻,脉滑数。

治法:清热利湿,化瘀止痛。

方药:清利安宫汤(自拟)。赤芍、牡丹皮、忍冬藤、红藤、败酱草、栀子、车前子、薏苡仁、大黄、枳壳。

2.气滞血瘀

主证:少腹或腰腹部胀痛或刺痛,经期疼痛加重,经血量多有块,块下痛减,带下量多,婚久不孕;经前心烦,善叹息,乳房胀痛;舌体紫黯,有瘀斑、瘀点,苔薄白,脉弦涩。

治法:活血化瘀,理气止痛。

方药:柴胡逐瘀汤(自拟)。柴胡、香附、枳壳、三棱、莪术、昆布、延胡索、白术、当归、白芍。

3.寒湿凝滞

主证:少腹冷痛,得温痛减,或坠胀疼痛,经期腹痛加重,喜热恶寒,月经错后,经血量少,色黯,带下淋漓;神疲乏力,腰骶冷痛,小便频数,婚久不孕;舌淡暗,苔白腻,脉沉迟。

治法:祛寒除湿,活血化瘀。

方药:暖宫逐瘀汤(自拟)。小茴香、艾叶、紫石英、肉桂、淫羊藿、巴戟天、当归、川芎、延胡索、三棱、莪术。

4.气虚血瘀

主证:下腹部疼痛或结块,缠绵日久,或痛连腰骶,经期加重,经血量多有块,带下量多;精神不振,疲乏无力,食少纳呆;舌淡黯,有瘀点、瘀斑,苔白,脉弦涩无力。

治法:益气健脾,化瘀散结。

方药:济气逐瘀汤(自拟)。黄芪、人参、白术、赤芍、川芎、当归、三棱、莪术、水蛭。

5.肾虚血瘀

主证:小腹冷感,少腹坠痛,腰酸如折,带下量多,质稀如水,头晕耳鸣,畏寒肢冷,小便频数清长,夜尿多,大便溏薄,舌质淡,苔薄白,脉沉迟。

治法:补肾助阳,活血化瘀。

方药:济肾逐瘀汤(自拟)。巴戟天、菟丝子、杜仲、续断、香附、当归、三棱、莪术、水蛭。

第三章 女性内分泌系统疾病

第一节 功能失调性子宫出血

功能失调性子宫出血简称"功血"，是指由调节生殖的神经内分泌机制失常引起的异常子宫出血。功血是妇科常见病，可发生于月经初潮至绝经期间的任何年龄，临床表现为月经周期、月经量和月经期的紊乱。根据发病机制不同，可分为无排卵型和有排卵型两类。无排卵型功血占70%～80%，其中约50%发生在绝经过渡期，20%见于青春期，30%见于育龄期。

根据相关文献记载，本病与中医学的"崩漏""月经先期""月经过多""经期延长""经间期出血"等疾病相似。其发病是由于肾-天癸-冲任-胞宫轴的失调。主要病机变化是冲任损伤，不能制约经血，使子宫藏泻失常。主要病因可概括为虚、热、瘀。

正常的月经受控于大脑皮质-下丘脑-垂体-卵巢生殖轴。机体内外因素，如环境和气候变化、过度精神紧张、劳累过度、营养不良或代谢紊乱等，均可影响大脑皮质-下丘脑-垂体-卵巢轴，进而影响性激素分泌，使子宫内膜无规律性剥脱而发生异常的子宫出血。功血是由于月经的调节功能失常而导致，应注意排除妊娠和其他全身或生殖系统器质性病变所引起的子宫出血。

一、无排卵型功能失调性子宫出血

（一）概述

无排卵型功能失调性子宫出血是因卵巢不排卵导致孕激素缺乏，子宫内膜仅受雌激素的作用，发生不同程度的增生性改变，而后，可因雌激素水平的变化，子宫内膜发生突破性出血，或因雌激素持续作用的撤退，出现月经量异常增多和（或）经期延长。常见于卵巢功能的初现期与衰退期。

本型属于中医"崩漏"的范畴。崩漏是指经血非时而下，暴下不止或淋漓不净。来势急，出血量多者谓之"崩中"；来势缓，出血量少，淋漓不净者谓之"漏下"。唐容川的《血证论·崩漏》认为："崩漏者，非经期而下血之谓也。"李梴在《医学入门》中说："凡非时血行，淋漓不已，谓之漏下；忽然暴下，若山崩然，谓之崩中。"虽然"崩"与"漏"的临床表现不尽相同，但在病程中可以互相转化，故统称为"崩漏"。血崩日久，气随血脱，血失统摄而成漏；漏下日久，元气大伤，血无所依而成崩。崩为漏之甚，漏为崩之渐。张机的《景岳全书·妇人规》云"崩漏不止，经乱之甚者也"，认为崩漏是月经失调发展到严重阶段时的表现，属于月经病范畴。

（二）中医治疗优势

中医治疗崩漏的优势在于标本同治，因人制宜，辨证论治。其具体治疗优势集中体现在"治崩三法"，即塞流、澄源、复旧。崩漏为月经周期、经期和经量发生严重紊乱的病症，发为崩证时属于妇科急症，须本着"急则治其标，缓则治其本"的原则，采用塞流之法固冲止血；待血势减缓后则辨证求因，止血结合澄源；血止之后也不能停止治疗，而是根据患者不同年龄阶段及月经不同时期的气血阴阳变化，运用中药调整周期，善后复旧，以恢复冲任气血蓄溢之周期和胞宫定期藏泻之规律，达到彻底治愈之目的。

此外,中医治疗崩漏还应结合患者的年龄与生育状况,以确定治疗方式而达到最终目标。如治疗青春期崩漏的目标是使肾气充盛,冲任气血充沛,建立规律的月经周期;治疗育龄期崩漏的目标是使肾气平均,肝肾精血旺盛,生殖功能正常,恢复卵巢排卵功能与月经周期;治疗更年期崩漏的目标是重在减少出血量,恢复肾的阴阳平衡,促使肝肾、脾肾、心肾功能协调,减轻更年期症状。

综观古今医籍,中医药治疗崩漏有其自身的理论体系,方法较多,临床疗效肯定,可避免激素治疗的各种不良反应,且价格低廉,故患者依从性较好,有较大的临床应用价值。

(三)中医治疗路径

无排卵型功血是妇科临床的疑难重证之一。治疗首先应当根据月经的期、量、色、质的变化,以分清寒、热、虚、实。并根据发病缓急和出血情况,本着"急则治其标,缓则治其本"的原则,灵活运用塞流、澄源、复旧治崩三法进行辨证施治。方广在《丹溪心法附余》明确提出:"初用止血以塞其流,中用清热凉血以澄其源,末用补血以还其旧。若只塞其流不澄其源,则滔天之势不能遏;若只澄其源而不复其旧,则孤子之阳无以立,故本末勿遗,前后不紊,方可言治也。"并且不能见血就止血,傅山的《傅青主女科·血崩》云:"止崩之药不可独用,必须于补阴之中行止崩之法。"

无排卵型功血是严重的出血性疾病,血量多或时间长者常继发贫血,因此,其治疗应积极止血,出血时间长者还要预防感染。一般分为出血期和止血期两个阶段治疗,同时注意青春期、育龄期、绝经期等不同年龄阶段患者的不同特点,以及需要达到的治疗目的不同进行个性化治疗。功血的出血期首当辨证塞流止血以治其标,止血期澄源复旧以治其本,青春期、育龄期患者要调整月经周期至正常。青春期重在止血调周,建立正常的月经周期;育龄期止血后要恢复正常的排卵周期,甚至达到生育目的;更年期要排除器质性病变,止血后继以调养过渡至绝经。治疗可遵循"一个原则""三个大法"。

"一个原则"即"急则治其标,缓则治其本"的原则。在暴崩情况下急宜止血为先,以免气随血脱;缓则当辨其寒、热、虚、实进行施治。血止后,以调整月经周期为主。

"三个大法"即塞流、澄源、复旧三法。按照功血不同的阶段表现,采取不同的治疗措施。在大出血的情况下应以辨证塞流止血为主。如出血稍缓,应澄源进行辨证治本和复旧。

具体运用止血方法时,还要注意崩与漏的不同点。治崩宜固摄升提,不宜辛温行血,以免失血过多导致阴竭阳脱;治漏宜养血行气,不可偏于固涩,以免血止成瘀。先人有"血遇黑则止"之说,故塞流所选的药物一般多炒黑成炭。对于热迫血妄行者,可酌选大黄炭、侧柏叶炭、栀子炭、黄芩炭、黄柏炭;阳虚偏寒者,可酌选艾叶炭、炮姜炭;有瘀血者,可酌选蒲黄炭、茜草炭、三七粉、益母草、山楂炭、五灵脂炭;虚则酌用黄芪炭、地黄炭;气滞酌用香附炭、荆芥炭等。对于暴崩急症,为防气血暴脱,可选收涩之血余炭、海螵蛸、乌梅炭、棕榈炭、煅牡蛎等。在应用止血药时,要遵照止血不留瘀的原则,少佐一些活血之品,或选一些既有止血作用又有活血之功的药物,如茜草、益母草、三七等。古医家还认识到治疗血瘀型崩漏不可妄用固涩之品,如《太平圣惠方》提出:"凡崩中,若小腹急满,为内有瘀血,不可断之。"出血控制后,则进行复旧,着重恢复机体功能和建立正常的月经周期。在整个治疗过程中,上述三法不能截然分开,在塞流同时,应结合澄源,在复旧的同时也结合澄源,临诊时灵活掌握。

(四)中医治疗策略

崩漏是月经周期、经期和经量严重紊乱的病症,往往病程较长,治疗中须分清新病、久病。发为崩者属妇科急症,血热、气虚多见,应固本止血以治标,血势渐缓后澄源求因,辨证论治,血止后根据不同的治疗目标,行中药周期治疗以善后复旧。漏下淋漓者多合并瘀血阻滞,治宜活血化瘀,止血调经,血止后同样辨证求因,善后复旧,这是本病治愈的关键。

1.严重出血时的急救治疗

此时首要"塞流",即辨证止血,控制出血为先。

(1)针灸:双侧断红穴(二、三掌指关节之间,向前1寸),先针后灸,20～30min。

(2)救脱:若暴崩出血太多,头晕心悸,额汗如珠,面唇灰白,口眼㖞开,四肢厥冷,呼吸低微,神志昏沉,甚则昏厥,脉微细欲绝,甚或浮大无根。治宜独参汤,或参附姜炭汤(人参、附子、炮姜)。阴道下血势急量多,出现昏不知人,肢冷汗出,脉微欲绝等气随血脱之危候者,急用独参汤(《景岳全书》)以补气固脱,或用生脉散(《内外伤辨惑论》:人参、麦冬、五味子)以益气固脱,敛阴止汗;甚者出现冷汗淋漓,四肢厥逆之亡阳危候者,宜用参附汤(《校注妇人良方》:人参、附子、生姜、大枣)固脱回阳。

2.辨证论治

崩漏以失血为主,止血乃是治疗本病的当务之急。具体运用止血方法时,要注意崩与漏的不同点。治崩宜固摄升提,不宜辛温行血,以免失血过多导致阴竭阳脱;治漏宜养血行气,不可偏于固涩,以免血止成瘀。塞流止血之后,当需澄源,澄源即是求因治本。崩漏是由多种原因引起的,针对引起崩漏的具体原因,采用补肾、健脾、清热、理气、化瘀等法,使崩漏得到根本上的治疗。塞流、澄源两法常常是同步进行的。

复旧即是调理善后,此时以恢复月经周期为主。对于青春期和育龄期的患者,血止后恢复正常的月经周期是治疗功血的关键,月经正常与否受肾气-天癸-冲任-胞宫的共同作用。目前许多医家根据中医的基本理论,结合卵巢的周期性变化,利用中药人工周期疗法,促进卵巢排卵而恢复正常的月经周期。各医家对中药人工周期疗法的具体应用略有不同,大都遵循补肾阴-补肾活血通络-补肾阳-活血理气调经的立法原则,在月经周期的不同阶段分别选方用药,大抵用药如下:

经后期(相当于卵泡发育期):此期冲任血海相对空虚、阴精不足,治法以补肾填精、益气养血为主。可选用菟丝子、枸杞子、制首乌、熟地黄、当归、山茱萸、山药、党参、覆盆子、白芍等。

经间期(相当于排卵期):此期冲任胞宫处于阴血充盛,阳气渐充,由重阴转阳的时期。治法应以补肾活血通络,促进阴阳顺利转化为主。可选用菟丝子、枸杞子、当归、桃仁、赤芍、路路通、穿破石等。

经前期(相当于黄体期):此期冲任胞宫阳气渐旺。宜阴中求阳,水中求火,滋肾助阳。可选用菟丝子、熟地黄、续断、桑寄生、仙茅、淫羊藿、紫石英、巴戟天等。

行经期(相当于月经期):此期正值经血来潮,气血骤变,当以顺势利导,调畅气血。

总之,塞流、澄源、复旧有区别,又有内在联系,务必结合具体情况灵活运用。

(1)肾阳虚证:

出血期:

【审证求因】

主证:经血非时而下,淋漓不断,色淡质稀;面色晦黯,腰膝无力,腰痛如折,畏寒肢冷,小便清长,大便溏薄;舌淡黯,苔薄,脉沉细无力。

病因:肾为天癸之源,冲任之本,在月经产生机制中起主导作用。本型患者或少女禀赋不足,天癸初至,肾气稚弱,肾阳不足,不能调摄经期,制约经血而发生功血;或因房劳伤肾、不当之手术损伤胞宫、冲任,以致肾虚;或绝经过渡期肾气渐衰,肾阳虚,封藏失职,冲任失固,不能制约经血,乃成功血。

【辨证要点】

此证型以经血非时而下,淋漓不断,色淡质稀,舌淡黯,脉沉细无力为辨证要点。

肾阳虚衰,冲任不固,血失封藏,故经乱无期,经血量多,淋漓不断;肾阳不足,经血失于温煦,故色淡质稀。舌淡黯,脉沉细无力为肾阳不足之征。

【临证思维】

本证患者以经血非时而下,淋漓不断,色淡质稀;面色晦黯,腰膝无力,畏寒肢冷,小便清长为主要表现。临证时需注意全面了解患者的体质、病史和治疗经过等情况。治疗以温肾固冲止血为主。

治法:温肾助阳,固冲止血。

方药:右归丸(《景岳全书》)加减。

鹿角胶 15g(烊化),杜仲 15g,枸杞子 20g,菟丝子 15g,熟地黄 15g,山茱萸 15g,山药 15g,肉桂 15g,制附子 10g。

若血多者,可去辛温动血之当归,酌加赤石脂 15g,补骨脂 15g,覆盆子 15g 以固肾涩血;兼有纳差便溏,加炒白术 15g,白扁豆 15g 以健脾益气,养胃和中;若兼有畏寒肢冷,小腹冷痛,加炮姜 15g,艾叶 15g 以补命门之火,暖宫止血。

止血后:对青春期、育龄期患者按照中药周期疗法,经后期冲任血海空虚,治宜滋肾填精,养血调经,可在右归丸基础上酌加补血之品,如阿胶 15g,制何首乌 20g 等;经间期补肾活血促排卵,可在原方基础上酌加桃仁 10g,路路通 20g,穿破石 20g;经前期补肾疏肝为主,加柴胡 10g,香附 10g 之类;行经期若月经正常来潮则可顺其自然,待经净后进入下一个治疗周期。如此序贯治疗 3 个月经周期,可望恢复排卵,建立正常月经周期。

对围绝经期患者治宜补肾健脾、养血为主,以善其后。

(2)肾阴虚证:

出血期:

【审证求因】

主证:经血非时而下,量少淋漓或量多,色鲜红,质稍稠;头晕耳鸣,腰膝酸软,或手足心热,颧赤心烦;舌质红,苔少,脉细数。

病因:本型患者或先天禀赋肾阴不足;或反复流产,肾阴亏损;或久病及肾,暗耗肾阴;或因七七之年,天癸渐竭,则阴虚失守,相火动血,致成崩漏。

【辨证要点】

此证型以经血非时而下,量少淋漓或量多,色鲜红,质稍稠,舌质红,苔少,脉细数为辨证要点。

肾阴不足,虚火内炽,热伏冲任,迫血妄行,故经血非时而下,量少淋漓或量多;阴虚内热,故经色鲜红,质稍稠;舌质红,苔少,脉细数为肾阴虚之征。

【临证思维】

本证患者以经血非时而下,量少淋漓或量多,色鲜红,质稍稠;头晕耳鸣,腰膝酸软,或手足心热为主要表现。临证时应注意全面了解患者的体质、病史和治疗经过等情况。治疗以滋肾固冲止血为主。

治法:滋肾益阴,固冲止血。

方药:左归丸(《景岳全书》)合二至丸。

熟地黄 15g,山药 15g,山茱萸 15g,川牛膝 15g,菟丝子 15g,枸杞子 20g,鹿角胶 15g(烊化),龟甲胶 15g(烊化)。

兼见头晕易怒,目涩眼花等肝阴虚症状者,可加白芍 15g,川楝子 15g,菊花 15g,夏枯草 15g 以清肝柔肝;伴见失眠心悸等心肾不交症状者,可加酸枣仁 15g,柏子仁 15g,五味子 15g,夜交藤 15g 以交通心肾,养心安神。

止血后:对青春期、育龄期患者,经后期冲任血海空虚,治宜滋肾填精,养血调经,可在左归丸基础上酌加滋肾补血之品,如桑葚、白芍、制何首乌各 20g 等;经间期补肾活血促排卵,可在原方基础上酌加桃仁 10g、路路通 20g、穿破石 20g;经前期补肾疏肝,酌加补阳之品,以阳气鼓动肾中阴精的转化,促进经血下注血海胞宫,用药如巴戟天、肉苁蓉、柴胡、香附之类。

对围绝经期患者治宜补肾健脾,养阴血为主,以善其后。

（3）脾虚证：

出血期：

【审证求因】

主证：经血非时而下，量多如崩，或淋漓不断，色淡质稀；面色㿠白，神疲体倦，气短懒言，不思饮食；舌淡胖，苔薄白，脉细弱无力。

病因：脾统血以使血循其道，经行有时。本型患者因忧思过度，饮食劳倦，损伤脾气，脾伤则气陷，统摄无权，冲任失固，不能制约经血而致崩溃。

【辨证要点】

此证型以经血非时而下，量多如崩，或淋漓不断，色淡质稀、舌淡胖，脉细弱无力为辨证要点。

脾气虚陷，冲任不固，血失统摄，故经血非时而下，量多如崩，或淋漓不断；脾虚气血化源不足，故经色淡而质稀；舌淡胖，脉细弱无力为脾虚之征。

【临证思维】

本证患者以经血非时而下，量多如崩，或淋漓不断，色淡质稀；面色㿠白，神疲体倦，气短懒言，不思饮食为主要表现。临证时需注意全面了解患者的体质、病史和治疗经过等情况。治疗以健脾固冲止血为主。

治法：健脾益气，固冲止血。

方药：固本止崩汤（《傅青主女科》）。

人参 30g，黄芪 30g，白术 15g，熟地黄 15g，炮姜 6g，当归 15g。

若流血量多者，可加五味子 15g，五倍子 15g，海螵蛸 30g，煅龙骨 15g，煅牡蛎 15g 以收涩止血；见面色苍白，心悸失眠等血虚症状者，可加制首乌 15g，五味子 15g，酸枣仁 15g 以养血安神；经血淋漓不止者可加升麻 15g，棕榈炭 15g，海螵蛸 15g，荆芥穗 15g 等以引血归经。若兼四肢不温，面浮肢肿者，加桂枝 15g，茯苓 15g 以温阳化气，淡渗利尿；若兼腰酸尿频，加菟丝子 15g，鹿角霜 15g 以补肾益气，固冲涩精。

血止后：对青春期、育龄期患者，经后期治宜健脾益气的同时，加强补肾滋肾,先后天同补,促进气血的化生,选方如归脾汤或补中益气汤合当归补血汤、大补元煎加减;经间期适当选用温阳之品,促进阴阳的转化,可在原方基础上酌加肉桂 3g,小茴香 10g,路路通 20g,穿破石 20g 等;经前期健脾益气的同时,酌加补肾阳之品,用药如巴戟天、肉苁蓉之类,以鼓动肾中阳气,促进经血来潮,恢复正常月经周期。

对围绝经期患者治宜补肾健脾为主,以善其后。

(4)虚热证:

出血期:

【审证求因】

主证:经血非时而下,量少淋漓,或量多势急,血色鲜红而质稠;伴见心烦失眠,潮热汗出,小便黄少,大便结燥;舌红,苔薄黄,脉细数。

病因:本型患者素体阴虚或久病、失血伤阴,阴虚内热,热扰血海;加之阴虚失守,冲任失约,故经血非时而下。

【辨证要点】

此证型以经血非时而下,量少淋漓,或量多势急,血色鲜红,舌红苔薄黄,脉细数为辨证要点。

阴虚失守,冲任不固,故经血非时而下;阴虚生热,虚热扰血,热迫血行,故下血难净,阴虚则血少而质稠。舌红苔黄,脉细数均为虚热之象。

【临证思维】

本证患者以经血非时而下,量少淋漓,或量多势急,血色鲜红而质稠;伴见心烦失眠为主要表现。临证时需注意全面了解患者的体质、病史和治疗经过等情况。治疗以滋阴清热,固冲止血为主。

治法:滋阴清热,固冲止血。

方药:保阴煎(《景岳全书》)加生脉散 15g,阿胶 15g(烊化)。

生地黄 15g,熟地黄 15g,白芍 15g,山药 15g,续断 15g,黄芩 15g,黄柏 15g,生甘草 9g。

出血量多者,可加海螵蛸 30g,仙鹤草 15g,生藕节 15g 等加强凉血止血之功;心烦难寐者,可加酸枣仁 15g,生牡蛎 15g 以滋阴安神。

血止后:参照阴虚型行中药周期治疗,因阴虚生内热,热迫血妄行可致下血不止,故血止之后须选用滋肾养阴之左归丸以治其本;同时在滋阴基础上酌情使用凉血药物,如仙鹤草 15g、茜草 15g、生地黄 15g、牡丹皮 10g 等,以加强清热凉血之功,这样养阴清热并用,方可达标本同治之效。

(5)实热证

出血期:

【审证求因】

主证:经血非时突然大下,或淋漓不净忽又增多,血色深红,质稠;口渴烦热,小腹或少腹疼痛,小便黄,大便干结;舌红,苔黄,脉洪数。

病因:本型患者素体阳盛,肝火易动;或素性抑郁,郁久化热;或感受热邪、湿热,或过食辛辣助阳之品,酿成实火,实热伏于冲任,热迫血妄行,致成崩漏。

【辨证要点】

此证型以经血非时突然大下,或淋漓不净忽又增多,血色深红,质稠,舌红苔黄,脉洪数为辨证要点。实热内蕴,损伤冲任,血海沸腾,迫血妄行,故血崩下或淋漓不净,血热则经色深红,热灼阴津则质稠。舌红苔黄,脉洪数均为实热之象。

【临证思维】

本证患者以经血非时突然大下,或淋漓不净忽又增多,血色深红,质稠;口渴烦热,小便黄,大便干结为主要表现。临证时需注意全面了解患者的体质、病史和治疗经过等情况。治疗以清热固冲止血为主。

治法:清热凉血,固冲止血。

方药:清热固经汤(《简明中医妇科学》)。

黄芩 15g,焦栀子 15g,生地黄 15g,地骨皮 15g,地榆 15g,阿胶 15g(烊化),生藕节 15g,棕榈炭 15g,炙龟甲 15g,牡蛎粉 15g,生甘草 9g。

伴心烦易怒,胸胁胀满等肝郁化热症状者,可加柴胡 15g,夏枯草 15g 以清肝泻热,或改用丹栀逍遥散加减治疗。

血止后:本证型虽属实热证,但血止后的中药周期治疗,切忌大量苦寒之品以直折火势,仍需滋阴降火为主。过用寒凉可造成血液瘀滞,加重本病。

对青春期、育龄期患者,具体用药可在清热固经汤基础上加减,经后期合左归丸,经间期加活血通络之品,经前期清热凉血,调理气血。

对围绝经期患者治宜补肾健脾,清热凉血为主,以善其后。

(6)血瘀证:

出血期:

【审证求因】

主证:经血非时而下,或淋漓不净,或崩中下血,继而淋漓不断,血色紫黯有块;舌质紫黯,苔白,脉涩。

病因:本证患者由于七情所伤,冲任瘀阻,或经期、产后余血未尽又感寒、热,以致成瘀,瘀阻冲任,血不归经,发为崩漏。

【辨证要点】

此证型以经血非时而下,或淋漓不净,或崩中下血,血色紫黯有块;舌质紫黯,苔白,脉涩为辨证要点。胞宫瘀滞,新血不安,故经乱无期,离经之血时瘀时流,故经血或淋漓不净,或崩中下血;血色紫黯有块,舌黯,脉涩均为有瘀之征。

【临证思维】

本证患者以经血非时而下,或淋漓不净,或崩中下血,继而淋漓不断,血色紫黯有块为主要表现。临证时需注意全面了解患者的体质、病史和治疗经过等情况。治疗以化瘀固冲止血为主。

治法:活血化瘀,固冲止血。

方药:血府逐瘀汤(王清任《医林改错》)加三棱 15g,水蛭 6g,地龙 6g。

生地黄 15g,当归 10g,桃仁 10g,红花 6g,枳壳 15g,赤芍 15g,柴胡 10g,甘草 6g,桔梗 15g,川芎 10g,牛膝 15g。

下血量多者,可加茜草 15g,海螵蛸 15g,三七粉 6g 增强祛瘀止血之力;兼有胁胀腹满等气滞症状者,可加川楝子 15g,延胡索 15g,香附 15g 以疏肝理气;瘀久兼有化热之象者,可加地榆 15g,仙鹤草 15g,夏枯草 15g 以清热凉血止血。

血止后:本证虽是瘀证,但血止之后因血海空虚,故不宜破血逐瘀而损伤精血正气。

对青春期、育龄期患者,经后期更需补肾酌加化瘀之品以休养生息,待气血又复充盛,再于经间期行化瘀通络之法,经前期调理气血,使血瘀得化并随经血排出,邪有出路,新血可安。

对围绝经期患者治宜补肾健脾,活血化瘀为主,以善其后。

(五)其他中医治法

适用于出血期的其他中医治法。

1.针灸

(1)基本取穴:关元、三阴交、隐白。加减取穴:实热加曲池、血海;虚热加太溪、然谷;气虚加脾俞、足三里;肾阴虚加太溪、三阴交;肾阳虚加肾俞、交信;血瘀加太冲、大敦。

针刺方法:关元直刺 0.5～1.0 寸;三阴交直刺 0.5～1.5 寸;隐白斜刺 0.1 寸,血热、血瘀型用平补平泻,气虚、肾虚型用补法。太溪直刺 0.5～0.8 寸;然谷直刺 0.5～0.8 寸,两穴均用平补平泻。曲池直刺 0.8～1.2 寸,用泻法;血海直刺 0.8～1.0 寸,用平补平泻。肾俞斜刺 0.5～0.8 寸,交信直刺 0.8～1.0 寸,两穴均用补法。太溪直刺 0.5～0.8 寸;三阴交直刺 0.5～1.0 寸,两穴宜用平补平泻。脾俞斜刺 0.5～0.8 寸;足三里直刺 0.5～1.5 寸,两穴均宜用补法。太冲直刺 0.5～0.8 寸,用泻法;大敦斜刺 0.1 寸,用平补平泻。

(2)耳针疗法:

基本取穴:子宫、内分泌、卵巢、皮质下。

加减取穴:青春期加肾;生育期加肝;更年期加脾、肾。

针刺方法:中等强度刺激,留针 15～20min,每日 1 次,也可用埋针法。

(3)灸法

取穴:神阙、隐白。

配穴:百会。

方法:用艾炷隔姜灸神阙、隐白各 3～5 壮。出血量多,甚者虚脱者加灸百会 3～5 壮。

2.中成药

(1)云南白药:适用于血瘀型无排卵型功血患者,依说明服用。

(2)参麦注射液:益气养阴止血,可用于无排卵型功血虚证、脱证。每次 20mL 加入 5％葡萄糖注射液 250mL 静滴。

二、有排卵型功能失调性子宫出血

(一)概述

有排卵型功能失调性子宫出血又称排卵性月经失调,多发生在育龄期妇女。患者有排卵,但黄体功能异常,其出血的表现特点是月经周期或经量的改变,在月经周期的不同阶段出现不正常的子宫出血。可分为黄体功能不足、黄体萎缩不全。

本病相当于中医妇科学的"月经先期""月经过多""经期延长""经间期出血"等疾病。其主要病因病机是脏腑、冲任、气血失调,胞宫藏泻失常。各种致病因素与体质因素互为影响,导致脏腑、冲任、胞宫发生寒、热、虚、实等改变,从而引起月经周期或经期、经量的异常。

有学者认为黄体期的中医生理为经血充盛,而有排卵型功血之黄体不足的中医病机为精虚血少。哈荔田认为功血病因多端,但不外冲任损伤,不能制约经血,其本质属虚证,或虚中夹实证。罗元恺认为多因脾肾虚损,气血失调,以致冲任不固。韩百灵认为功血以阴血不足,相火妄动,灼伤胞脉者为多。

(二)中医治疗优势

有排卵型功能失调性子宫出血当属于中医学"月经先期""经期延长""月经过多"等范畴。历代医家对其有较多论述,临床疗效颇佳。采用中医药周期治疗有排卵型功能失调性子宫出血,能调节下丘脑—垂体—卵巢轴的功能,调整脏腑、气血,调节月经周期,这是中医治疗的特色和优势。通过中医药周期治疗有排卵型功能失调性子宫出血,能调整月经周期,缩短行经时间,减少月经量,并能改善患者的体质和兼顾他症,且不良反应少,远期疗效稳定。

(三)中医治疗路径

本病的治疗,应分别针对出血期和止血后采用不同的治疗方法。黄体功能不足和黄体萎缩不全多以月经先期、月经过多或经期延长为临床表现。治疗应根据经期、平时的不同而有所侧重,经期应以固冲止血为主,平时采用中医药周期疗法调整月经周期。具体治疗应根据患者寒、热、虚、实等的不同,分别选用温经、清热、养阴、补气、化瘀、除痰等法以治其本。

(四)中医治疗策略

对于有排卵型功血,中医治疗有其特色与优势,临床效果较好。在临床治疗中宜辨病与辨证相结合,并根据月经周期的不同阶段进行调理,一般应连续治疗3个月经周期以巩固疗效。配合饮食疗法和情志疏导,有助于患者的全面康复。

1.黄体功能不足

黄体功能不足的有排卵型功血主要表现为"月经先期"和"月经过多"。

(1)气虚证:

①脾气虚证:

出血期:

【审证求因】

主证:月经先期,量多,色淡,质稀;神疲肢倦,气短懒言,小腹空坠,食少纳呆;舌淡,脉细弱。

病因:本型患者素体虚弱,或饮食失节,或劳倦过度,或思虑过多,均可损伤脾气,脾伤中气虚弱,不能摄血归源,使冲任不固,经血失于统摄而妄溢,致月经先期或月经过多。

【辨证要点】

此证型以月经先期,量多,色淡,质稀,舌淡,脉细弱为辨证要点。

脾气虚弱,统血无权,冲任不固,故月经提前而至,量多;气虚血失温煦,则经血色淡而质稀;舌淡,脉细弱为脾虚之征。

【临证思维】

本证患者以月经先期,量多,色淡,质稀;神疲肢倦,气短懒言为主要表现。临证时需注意全面了解患者的体质、生育和以往治疗等情况。治疗以健脾固冲调经为主。

治法:健脾益气,固冲调经。

方药:补中益气汤(《脾胃论》)加茜草根 15g,海螵蛸 15g。

人参 15g,黄芪 15g,炙甘草 9g,当归 15g,陈皮 10g,升麻 15g,柴胡 15g,白术 15g。

经量多者可重用黄芪 30g,去当归以防其辛温动血,酌加龙骨 15g,牡蛎 15g,海螵蛸 15g 以固涩止血;纳少便溏者可加砂仁 15g,生山药 15g,炒白扁豆 15g 等以健脾和胃。

止血后:应用中药周期疗法进行调理复旧,经后期因血海空虚宜在健脾益气基础上酌加滋肾补血之品,如菟丝子 15g,桑葚 15g,枸杞子 15g 等,经间期宜少量温肾助阳之品以促进阴阳转化,如巴戟天 15g,仙茅 15g,淫羊藿 20g 等,经前期阴阳并重,治以健脾补肾,可用四君子汤合寿胎丸加减。

②肾气虚证:

出血期:

【审证求因】

主证:月经先期,色淡黯,质稀;伴腰膝酸软,尿频,大便溏薄;舌淡黯,苔薄白,脉沉无力。

病因:本型患者或青春期肾气未充,或多产房劳损伤肾气,或绝经前肾气渐衰,肾气不固,冲任失于制约,经血下溢而为月经先期。

【辨证要点】

此证型以月经先期,色淡黯,质稀,舌淡黯,苔薄白,脉沉无力为辨证要点。

肾气不足,冲任不固,故月经提前,经色淡黯,质稀;舌淡黯,脉沉无力为肾气虚之征。

【临证思维】

本证患者以月经先期,色淡黯,质稀;伴腰膝酸软,尿频为主要表现。临证时需注意全面了解患者的体质、生育和以往治疗等情况。治疗以补肾固冲调经为主。

治法:补益肾气,调冲调经。

方药:归肾丸(《景岳全书》)。

熟地黄15g,山药15g,山茱萸15g,茯苓15g,当归15g,枸杞子15g,杜仲15g,菟丝子15g。

经量多者,可加补骨脂15g,鹿角胶15g(烊化),川续断15g补肾助阳,养血固冲。

止血后:进入经后期,用药当以滋肾养血为主,可予左归丸加减;经间期宜稍加温肾助阳之肉桂3g,制附子5g;经前期平补肾中阴阳,张景岳之归肾丸、大补元煎之类均较为适宜。

(2)血热证:

①阳盛血热证:

出血期:

【审证求因】

主证:月经先期,量多,色深红,质稠;面红颧赤,口渴欲饮,小便短赤,大便干结;舌红苔黄,脉滑数有力。

病因:本型患者素体阳盛,或过食辛辣,或外感邪热,以致热搏血分,扰及冲任,冲任不固,经血妄行,月经先期而至或经量过多。

【辨证要点】

此证型以月经先期,量多,色深红,质稠,舌红苔黄,脉滑数有力为辨证要点。

热伤冲任,迫血妄行,故月经提前,量多;血为热灼,故经色深红,质稠;舌红苔黄,脉滑数有力为热盛之征。

【临证思维】

本证患者以月经先期,量多,色深红,质稠;面红颧赤,口渴欲饮,小便短赤为主要表现。临证时需注意全面了解患者的体质、生育和以往治疗等情况。治疗以清热凉血,固冲调经为主。

治法:清热凉血,固冲调经。

方药:清经散(《傅青主女科》)。

牡丹皮15g,熟地黄15g,地骨皮15g,青蒿15g,黄柏15g,白芍15g,茯苓15g。

经量多者,可酌加炒地榆15g,炒槐花15g,仙鹤草15g凉血止血;口渴甚者,可酌加知母15g,玉竹15g以生津止渴。

止血后:参照无排卵型功血之实热型进行治疗。

②肝郁血热证:

出血期:

【审证求因】

主证:月经先期,量或多或少,经行不畅,经色深红;烦躁易怒,小腹胀痛,口苦咽干;舌红苔薄黄,脉弦数。

本型患者多因情志不畅,肝气郁滞,肝郁化火,扰及冲任,冲任不固,经血妄行而致月经先期或月经过多。

【辨证要点】

此证型以月经先期,量或多或少,经行不畅,经色深红,舌红苔薄黄,脉弦数为辨证要点。

肝郁化热,热扰冲任,迫血妄行,故月经提前;肝郁血海疏泄失司,故月经量多或量少;血为热灼,故经色深红;舌红苔薄黄,脉弦数为肝郁化热之征。

【临证思维】

本证患者以月经先期,量或多或少,经行不畅,经色深红;烦躁易怒,口苦咽干为主要表现。临证时需注意全面了解患者的体质、生育和以往治疗等情况。治疗以疏肝清热,固冲调经为主。

治法:疏肝清热,固冲调经。

方药:丹栀逍遥散(《女科撮要》)。

牡丹皮 15g,炒栀子 15g,当归 15g,白芍 15g,柴胡 15g,白术 15g,茯苓 15g 炙,甘草 9g。

乳房胀痛较甚者,加青皮 15g,郁金 15g,延胡索 15g 以破瘀散结,行气止痛;经行不畅,夹有血块者,加丹参 15g,益母草 15g,泽兰 15g 以活血行瘀;经量过多者,酌加炒地榆 15g,茜草 15g,牡蛎 15g 等以止血固冲。

止血后:经后期宜在滋肾的基础上加强疏肝,以滋肾养肝为主,可在左归丸基础上酌加白芍 15g,柴胡 10g,荆芥穗 10g,经间期加强行气活血之功,如香附 10g,桃仁 10g,红花 10g,经前期治宜疏肝清热,方用丹栀逍遥散加减。

③阴虚血热证:

出血期:

【审证求因】

主证:月经先期,色鲜红;五心烦热,潮热盗汗,心烦失眠,咽干口燥;舌红苔少,脉细数。

病因:本型患者素体阴虚,或失血伤阴,或久病失养,或多产房劳耗伤精血,以致阴液亏损,虚热内生,热扰冲任,经血失于固摄而妄溢,则月经先期而下。

【辨证要点】

此证型以月经先期,色鲜红,舌红苔少,脉细数为辨证要点。

阴虚内热,热扰冲任,冲任不固,故月经提前;血为热灼,故经色红而质稠;舌红苔少,脉细数为阴虚内热之征。

【临证思维】

本证患者以月经先期,色鲜红;五心烦热,潮热盗汗,心烦失眠,咽干口燥为主要表现。临证时需注意全面了解患者的体质、生育和以往治疗等情况。治疗以滋阴凉血,固冲调经为主。

治法:滋阴凉血,固冲调经。

方药:两地汤(《傅青主女科》)加二至丸。

生地黄 15g,地骨皮 15g,玄参 15g,麦冬 15g,阿胶 15g(烊化),白芍 15g,女贞子 15g,墨旱莲 15g。

经量过多可酌加炒地榆 15g,何首乌炭 15g,藕节炭 15g 以增强滋阴止血之功。

止血后:参照无排卵型功血之肾阴虚型。

(3)血瘀证:

出血期:

【审证求因】

主证:经期延长,量或多或少,色黯,有血块,或小腹疼痛,块下痛减;舌黯红,脉弦或涩。

本型患者或因经期产后,余血未净,或因六淫所伤,或因七情过极,邪与血相搏结,瘀滞冲任,瘀血停滞,则新血不安而妄行,故经期延长,经量或多或少。

【辨证要点】

此证型以经期延长,经量或多或少,色黯,有血块,舌黯红,脉弦或涩为辨证要点。

瘀血阻于冲任,瘀血不去,新血难安,故经行时间延长,量或多或少。舌黯,脉涩为血瘀之征。

【临证思维】

本证患者以经期延长,量或多或少,色黯,有血块,或小腹疼痛,块下痛减为主要表现。临证时需注意全面了解患者的体质、生育和以往治疗等情况。治疗以化瘀固冲调经为主。

治法:活血化瘀,固冲调经。

方药:桃红四物汤(《医宗金鉴》)加失笑散、三七粉 6g(冲服),香附 10g。

桃仁 15g,红花 15g,当归 15g,白芍 15g,熟地黄 15g,川芎 15g,生蒲黄 15g。

止血后:参照无排卵型功血之血瘀型。

2.黄体萎缩不全

黄体萎缩不全主要表现为"经期延长"。

(1)气虚证:

出血期:

【审证求因】

主证:经期延长或伴月经过多,色淡质稀;气短乏力,懒言自汗,小腹空坠;舌淡,脉细无力。

病因:本型患者素体虚弱,或饮食失调,或思虑过度,或大病失养,脾胃受损,脾气虚弱,中气下陷,冲任不固,经血失于制约而致经期延长、月经过多。

【辨证要点】

此证型以经期延长或伴月经过多,色淡质稀,舌淡,脉细无力为辨证要点。

气虚冲任不固,经血失于制约,故经行时间延长,量多;气虚火衰不能化血为赤,故经色淡而质稀;舌淡,脉细无力为气虚之征。

【临证思维】

本证患者以经期延长或伴月经过多,色淡质稀;气短乏力为主要表现。临证时需注意全面了解患者的体质、生育和以往治疗等情况。治疗以健脾益气、固冲调经为主。

治法:健脾益气,固冲调经。

方药:举元煎(《景岳全书》)加阿胶15g(烊化),莲房炭15g,荆芥穗6g。

人参30g,黄芪30g,白术15g,升麻15g,炙甘草9g。

若头晕眼花,面色萎黄,加黄精15g,制首乌15g,熟地黄15g以滋阴养血;若兼腰膝冷痛,小便清长,加巴戟天10g,肉桂6g以温阳补肾。若经量多者,可加棕榈炭15g,血余炭15g以加强止血。

止血后:参照无排卵型功血之气虚型。

(2)虚热证:

出血期:

【审证求因】

主证:经期延长或伴月经过少,经色鲜红、质稠;午后低热,手足心热,咽干口燥,心烦不寐;舌红苔少,脉细数。

病因:本型患者素体阴虚,或久病伤阴,或产乳过多,耗伤阴精,阴虚内热,热扰冲任,迫血妄行,以致经期延长。

【辨证要点】

此证型以经期延长或伴月经过少,经色鲜红、质稠,舌红苔少,脉细数为辨证要点。

阴虚内热,热扰冲任,迫血妄行,故经行时间延长;血为虚热所灼,故量少,色鲜红而质稠;舌红苔少,脉细数为虚热之征。

【临证思维】

本证患者以经期延长或伴月经过少,经色鲜红、质稠;午后低热为主要表现。临证时需注意全面了解患者的体质、生育和以往治疗等情况。治疗以滋阴清热,固冲调经为主。

治法:滋阴清热,固冲调经。

方药:两地汤(《傅青主女科》)。

生地黄15g,玄参15g,白芍15g,麦冬15g,地骨皮15g,阿胶15g(烊化)。

若兼潮热盗汗,加白薇15g,青蒿15g,黄柏15g以清虚热、凉血除蒸;若兼口咽干燥,加沙参 15g,花粉 15g 以养阴生津止渴。月经量少者,酌加熟地黄 15g,鸡血藤 15g 以助养血。

止血后:参照无排卵型功血之肾阴虚型。

(3)血瘀证:

出血期:

【审证求因】

主证:经期延长,月经量或多或少,色黯有块;或经行小腹疼痛拒按,块下痛减;舌质紫黯,或有瘀点,脉弦涩。

本型患者或七情内伤,肝郁血滞,或经期、产后血室正开,摄生不慎,感受寒邪,或人工流产手术,直接损伤胞宫,而致瘀血内停,冲任阻滞,血不循经而致经期延长,月经或多或少。

【辨证要点】

此证型以经期延长,月经量或多或少,色黯有块,舌质紫黯,脉弦涩为辨证要点。

瘀血阻于冲任,瘀血不去,新血难安,故经行时间延长,量或多或少;瘀血阻滞,经血有块;舌黯,脉涩为血瘀之征。

【临证思维】

本证患者以经期延长,月经量或多或少,色黯有块;或经行小腹疼痛拒按,块下痛减为主要表现。临证时需注意全面了解患者的体质、生育和以往治疗等情况。治疗以活血祛瘀,固冲调经为主。

治法:活血祛瘀,固冲调经。

方药:桃红四物汤(《医宗金鉴》)合失笑散(《和剂局方》)。

桃仁 10g,红花 15g,川芎 15g,当归 15g,白芍 15g,熟地黄 15g,蒲黄 15g,五灵脂 15g。

血块多者,可加益母草 15g,茜草 15g 以助养血祛瘀;若身体虚弱者,可加鸡血藤 15g,阿胶 15g(烊化)加强养血扶正。若兼小腹胀痛,心烦易怒,加川楝子 15g,延胡索 15g 以清肝火,疏肝气;若兼小腹冷痛,形寒肢冷,加小茴香 15g,乌药 15g 以温胞、行气止痛。

止血后:参照无排卵型功血之血瘀证。

(4)痰湿证:

出血期:

【审证求因】

主证:月经期延长或淋漓不断,色淡质黏。伴见胸脘满闷,恶心欲呕,或头目眩晕,苔白腻,脉滑。

病因:本型患者素体肥胖,或久居湿地,或冒雨涉水,感受湿浊之邪,或脾气虚弱,运化失职,水湿内停,聚而成痰,痰湿壅滞于冲任,血不归经而致经期延长或淋漓不断。

【辨证要点】

此证型以月经期延长或淋漓不断,色淡质黏,苔白腻,脉滑为辨证要点。

痰湿内蕴,冲任受阻,血不循经故经期延长或淋漓不断;脾气虚,湿浊不化,故经色淡、质黏。苔白腻,脉滑属痰湿之象。

【临证思维】

本证患者以月经期延长或淋漓不断,色淡质黏;伴见胸脘满闷,恶心欲呕,或头目眩晕为主要表现。临证时需注意全面了解患者的体质、生育和以往治疗等情况。治疗以健脾除痰,固冲调经为主。

治法:健脾除痰,固冲调经。

方药:香砂六君子汤(《医学正传》)加荆芥穗 6g,炮姜炭 10g,胆南星 15g。

党参 20g,白术 15g,茯苓 15g,陈皮 10g,甘草 9g,半夏 15g,木香 15g,砂仁 15g,大枣 15g。

止血后:经后期宜在健脾除痰的基础上加强补肾,可在上方基础上酌加菟丝子 15g,覆盆子 15g,桑椹子 15g 等,经间期加强行气活血通络之功,如香附 10g,桃仁 10g,穿破石 20g,经前期治宜健脾除痰固冲,方用香砂六君子汤加减。

（五）其他中医治法

1.黄体功能不足

（1）针灸疗法：

基本取穴：关元、血海、三阴交。

加减取穴：阳盛血热加曲池、太冲；肝郁血热加行间、地机；阴虚血热加然谷、复溜；脾气虚加脾俞、公孙；肾气虚加肾俞、太溪。

针刺方法：关元直刺 0.5～1.0 寸，血海直刺 0.5～1.0 寸，三阴交直刺 0.5～1.5 寸，三穴均用平补平泻。曲池直刺 0.8～1.2 寸，太冲直刺 0.5～0.8 寸，两穴均用泻法。行间直刺 0.5～0.8 寸，用泻法。地机直刺 0.5～0.8 寸，用平补平泻。然谷直刺 0.5～0.8 寸，用平补平泻。复溜直刺 0.8～1.0 寸，用补法。脾俞斜刺 0.5～0.8 寸，公孙直刺 0.5～0.8 寸，两穴均用补法。肾俞斜刺 0.5～0.8 寸，太溪直刺 0.5～0.8 寸，两穴皆用补法。

（2）耳针疗法：

取穴处方：子宫、内分泌、卵巢、肝、脾、肾。

针刺方法：每次取 2～3 穴，中等刺激，留针 15～20min，隔日 1 次，也可耳穴埋针。

2.黄体萎缩不全

（1）针灸疗法：

基本取穴：隐白、三阴交。

加减取穴：血热加血池、血海；气虚加气海、脾俞；血瘀加中极、地机。

针刺方法：隐白斜刺 0.1 寸，气虚用补法，或加灸法；血热用平补平泻；血瘀用泻法。三阴交直刺 0.5～1.0 寸，用平补平泻。曲池直刺 0.8～1.2 寸，血海直刺 0.8～1.0 寸，两穴均用泻法。气海直刺 0.5～1.0 寸，脾俞斜刺 0.5～0.8 寸，两穴均用补法。中极直刺 0.5～1.0 寸，地机直刺 0.5～0.8 寸，两穴均用泻法。

（2）三棱针疗法：

取穴：在腰阳关穴至肾俞穴间任选一点，以位置较低者为好。

操作：用三棱针挑刺，挑刺深约 0.1～0.15cm，其范围不宜过大，挑刺后用消毒敷料敷盖，每月 1 次，连续挑刺 3 次为 1 个疗程。

三、排卵期出血

（一）概述

排卵期出血发生在围排卵期，出血多数量少，可持续 1～7d 不等。属于有排卵型功能失调性子宫出血。相当于中医妇科学的"经间期出血"。

中医妇科学认为排卵期出血多发生在两次月经之间，处在行经后血海由虚至盛，由阴转阳的特殊时期。月经来潮后血海相对空虚，阴精不足；经净后，则阴血逐渐生长，阴精逐渐充盛，到经间期是阴精的鼎盛时期，也是精化气，阴转阳的转折时期；此期，阴精充盛，阳气萌发，重阴转阳。若机体内阴阳调节功能正常，则可适应此变化而无特殊症状。若素体阴阳失调，或感受湿热之邪，或瘀血内停，均可引动阳气，扰及血海而致出血。

（二）中医治疗优势

中医对排卵期出血的治疗，其重要意义不仅是止血，而是在经后期尚未出血之前，以预防出血为主。肾为月事之根本，调整恢复肾中阴阳平衡和促进顺利排卵为本病预防和治疗的关键。故中医治疗以调理肾中阴阳为主，兼热者清之，瘀者化之。中医药治疗，能从根本上调理阴阳气血，促进排卵，达到预防和治疗经间期出血的目的。

（三）中医治疗路径

对排卵期出血的治疗，重在排卵期之前的预防调理，促进阴阳的顺利转化，从而避免排卵期发生出血。一般应在月经干净后开始治疗，并连续 3 个周期，以巩固疗效。

本病在临床上以肾阴虚证最为常见。滋养肾阴，务求使得阴精充盛，然而，"善补阴者，必于阳中求阴"。在滋阴之中，加入少许补气温阳之品，如菟丝子、巴戟天、鹿角片等，以利于阴阳转化。本病的血瘀证可单独出现，亦可与阴虚证相兼并见；瘀阻冲任而动血，调治奇经，须通涩并用。本病的湿热证有湿重或热重之别，湿浊偏重者，阻滞气机，影响气血的流畅，当以利湿化浊为主；热偏重者，易伤胞脉胞络，当以清热养血为先，固冲止血。本病往往受情志影响而发病，故治疗过程中应注意情志疏导，舒缓紧张情绪，可选加黄连、莲子心、酸枣仁、郁金等清心安神之品。饮食宜清淡，忌滋腻、辛燥，以提高疗效。

排卵期出血的治疗要兼顾经间期阴精充盛、阳气内动的特点。治疗上补阴不宜过于滋腻，以免壅滞气机；清热不宜过于寒凉，以免损伤阳气；除湿不宜过于温燥，以免升阳动血；祛瘀不宜过于峻猛，以免破血耗精。

临床对本病的治疗存在单纯止血的误区，认为出血停止就是疾病治愈，从而导致治疗不彻底，下次月经干净后有再次出血的情况。故临床宣教亦很重要，要使患者了解月经干净后至排卵期前是治疗的最佳时间窗，也是治愈本病的关键所在，从而提高患者的临床依从性和提高疗效。

（四）中医治疗策略

排卵期出血若仅见点滴，1～2d 即净，偶尔发生 1～2 次，且无其他症状者，对生育尚无影响。倘有规律地反复发生，迁延不愈；或出血偏多，时间偏长，并伴有其他症状；基础体温呈不典型双相，从低温相向高温相转变期波动较大时，属于排卵型功能失调性子宫出血的一种类型，可影响生育，应积极进行调治。

其治疗关键在于止血后，在下次月经干净后至排卵期的预防调治（连续 3 个周期），防止复发。

1.肾阴不足证

出血时：

【审证求因】

主证：经间期出血，量少，色鲜红，质黏稠；腰骶酸软，头晕耳鸣，失眠健忘，手足心热；舌红苔少，脉细数。

病因：本型患者或先天禀赋不足，或多产房劳、久病伤精，阴精亏损，虚火内生，引动阳气迫血妄行而致经间期出血。

【辨证要点】

此证以经间期出血，量少，色鲜红，舌红苔少，脉细数为辨证要点。

肾阴不足，热伏冲任，于氤氲期，阳气内动，阳气乘阴，迫血妄行，故发生经间期出血；阴虚内热，热灼阴津，故出血量少，色鲜红；舌红苔少，脉细数为肾阴虚之征。

【临证思维】

本证患者以经间期出血，色鲜红，质黏稠；腰骶酸软，头晕耳鸣，手足心热为主要表现。临证时需注意全面了解患者的体质、情绪和以往治疗等情况。治疗以滋阴止血为主。

治法：滋阴清热，固冲止血。

方药：加减一阴煎(《景岳全书》)。

生地黄 15g，白芍 15g，麦冬 15g，熟地黄 15g，甘草 9g，知母 15g，地骨皮 15g。

出血较多者，可加旱莲草 15g，女贞子 15g，藕节 15g 以坚阴止血。

经后期调理：经间期出血的治疗，其重要意义并不在止血，而是经后尚未出血之前，以预防为主。肾阴不足型在经后应以滋肾养血为主，同时必须认识到本病的病理生理特点，以及阴阳互根的关系，补阴不忘阳，在下次月经干净后至排卵期，调以六味地黄丸之类加减，以滋补肾阴，适当加一些固冲止血药如鹿衔草 15g，龟甲 15g 等，使阴阳平和，气血顺畅。

2.湿热内蕴证

出血时：

【审证求因】

主证：经间期出血，多为白带中带血或夹血丝，质黏；平时白带多、色黄、秽臭，口苦，胸闷纳差，大便不爽；舌苔黄厚，脉滑。

病因：本型患者素体脾胃虚弱，或情志郁结致木乘脾土，脾虚不能运化水湿，湿聚化热；或外感湿热之邪内蕴下焦，阳气内动损伤血络，而致经间期出血。

【辨证要点】

此证以经间期白带中带血，质黏，舌苔黄厚，脉滑为辨证要点。

湿热内蕴，于氤氲期阳气内动之时，引动湿热，损伤冲任，迫血妄行，因而经间期出血；湿热与血搏结，故血质稠；舌苔黄厚，脉滑为湿热之象。

【临证思维】

本证患者以经间期白带中带血，质黏；平时白带多、色黄、大便不爽为主要表现。临证时需注意全面了解患者的体质、情绪和以往治疗等情况。治疗以清热利湿止血为主。

治法：清热利湿，凉血止血。

方药：清肝止淋汤（《傅青主女科》）加小蓟 15g，茯苓 15g，炒地榆 30g。

白芍 15g，当归 15g，生地黄 15g，黄柏 15g，牡丹皮 15g，牛膝 15g，香附 15g，黑豆 15g。

出血多者，可去当归、牛膝，酌加海螵蛸 30g，茜草 15g，仙鹤草 15g 以清热凉血止血；脘闷不舒，大便不爽者，可加厚朴 15g，白扁豆 15g，砂仁 15g 以行气除湿。

经后期调理：湿浊偏盛的患者，由于湿浊蕴阻于胞脉、冲任之间，势必影响经间期重阴必阳的转化，故经后期应健脾化湿为主。在下次月经干净后至排卵期，脾虚湿重者调以参苓白术散之类，以健脾渗湿。带多湿热俱甚者调以易黄汤类,以清热利湿。

3.血瘀内停证

出血时:

【审证求因】

主证:经间期出血,色黯,有小血块;舌质紫黯或有瘀斑瘀点,脉涩。

病因:本型患者或七情内伤,气郁血滞,或经期、产后,血室正开,感受寒邪,血为寒凝瘀滞胞宫胞脉;或手术创伤,瘀血内停。瘀血内阻,新血难以归经而致经间期出血。

【辨证要点】

此证以经间期出血,色黯;舌质紫黯或有瘀斑瘀点,脉涩为辨证要点。

瘀血阻滞冲任,氤氲之时阳气内动,引动瘀血,血不循经,因而出血,血色紫黯,挟有血块;舌质紫黯或有瘀斑瘀点,脉涩为血瘀之征。

【临证思维】

本证患者以经间期出血,色黯,有小血块为主要表现。临证时应注意全面了解患者的体质、情绪和以往治疗等情况。治疗以化瘀止血为主。

治法:理气化瘀止血。

方药:逐瘀止血汤(《傅青主女科》)。

大黄15g,生地黄15g,当归尾15g,赤芍15g,牡丹皮15g,枳壳15g,龟甲15g,桃仁15g。

下腹胀痛较甚者可加延胡索15g,川楝子15g以行气止痛;刺痛甚者可加蒲黄15g,五灵脂15g,莪术15g以化瘀定痛。

经后期调理:经间期出血不同于其他出血病证,其出血是由于阴阳转化所带来,故治疗不能单纯活血化瘀,必须在阴精有一定的基础上酌加活血化瘀方能奏效,否则会引起出血增多的情况。故临床此型经后期亦应滋肾养阴,酌加活血之品,以促进阴阳的顺利转化,或固冲与化瘀止血并用,通涩并施。在下次月经干净后至排卵期,宜在补肾的基础上加桃红四物之类,以补肾化瘀,如临床常茜草与海螵蛸合用即是此意。

第二节 闭经

闭经是妇科疾病常见症状,通常将闭经分为原发性和继发性两类。原发性闭经是指 16 岁第二性征已发育,但月经还未来潮者;或 14 岁尚无第二性征发育者。继发性闭经是指月经建立后又停止,停经持续时间相当于既往 3 个月经周期以上的总时间或月经停止 6 个月者。原发性闭经多为遗传因素或先天发育缺陷引起。继发性闭经的发生率较原发性闭经至少高 10 倍以上,其病因复杂,以下丘脑闭经最常见,依次为垂体、卵巢及子宫性闭经。本病属中医学"闭经"范畴。

一、病因病机

1.肝肾不足

先天禀赋不足,素体肝肾不足,精亏血少;或早婚多产,或房事不节等致肾精亏损,肝血耗伤,冲任不足,血海空虚,胞宫无血可下导致血枯闭经。

2.气血亏虚

饮食不节,或忧思伤脾,或大病久病等损伤气血,气血虚弱,化源不足,冲任空虚,胞宫无血可下导致闭经。

3.阴虚血燥

嗜食辛辣香燥,或久病伤阴,或素体阴虚等致血海干枯,无血可下而致闭经。

4.气滞血瘀

所愿不随,肝气郁结,气滞则血瘀,气血瘀滞,冲任气机不畅,胞脉阻止,经血不得下行而致血隔闭经。

5.寒凝血瘀

经期、产时血室正开,风冷寒邪客于胞宫,或经期涉水,或过食生冷等以致血为寒凝,胞脉阻隔,经水不得下行而成闭经。

6.痰湿阻滞

先天禀赋不足,素体脾肾阳虚,或久病等致脾肾阳虚,运化失职,水湿内停,聚而成痰、脂膜,痰湿、脂膜阻滞壅塞胞宫、胞脉,致经水不行。

二、辨证论治

1.肝肾不足

主证:年满16周岁月经尚未来潮,或初潮较晚,月经量少,经期延后,渐至闭经,腰酸腿软,头晕耳鸣,舌淡红,苔少,脉沉弱。

治法:滋肾柔肝,调补冲任。

方药:肾癸续嗣丹(自拟)。人参、白术、茯苓、白芍、当归、川芎、熟地黄、炙甘草、菟丝子、巴戟天、鹿茸、紫石英。

2.气血亏虚

主证:月经后期,量少,色淡,质稀,渐至闭经,或头晕眼花,心悸气短,神疲肢倦,或食欲不振,毛发不华,或易脱落,羸瘦微黄,唇色淡红,舌淡,苔薄白,脉沉细。

治法:补气养血,调补冲任。

方药:八珍益宫丹(自拟)。人参、白术、茯苓、当归、白芍、熟地黄、川芎、炙甘草、紫河车、紫石英、巴戟天。

3.阴虚血燥

主证:月经量少,渐至闭经,五心烦热,潮热汗出,两颧潮红,或骨蒸劳热,或咳嗽,咯血,舌质红,苔少,脉细数。

治法:滋阴清热,凉血调经。

方药:左归蟊斯丹(自拟)。当归、白芍、熟地黄、山茱萸、龟甲、鳖甲、紫河车、肉苁蓉、菟丝子、牡丹皮。

4.气滞血瘀

主证:月经数月不行,精神抑郁,烦躁易怒,善太息,胸胁胀满,少腹胀痛或拒按,舌边紫黯,或有瘀点瘀斑,脉沉弦或沉涩。

治法:疏肝理气,活血调经。

方药:香蛭赞孕丹(自拟)。香附、水蛭、当归、川芎、枳壳、延胡索、三棱、莪术、菟丝子、甘草。

5.寒凝血瘀

主证:以往月经正常,突然经闭,数月不行,小腹冷痛拒按,得热痛减,四肢不温,或带下量多,色白,舌质淡或紫黯,或边有瘀点瘀斑,脉沉涩。

治法:温经祛寒,活血调经。

方药:暖宫毓麟丹(自拟)。紫石英、肉桂、吴茱萸、淫羊藿、菟丝子、麻黄、炮姜、熟地黄、当归、鹿角胶、炙甘草。

6.痰湿阻止

主证:月经停闭,胸胁胀满,呕恶痰多,神疲乏力,或面浮肢肿,或带下量多,色白,质黏稠,大便溏或完谷不化,舌体胖,苔白腻,脉沉缓或滑。

治法:温补脾肾,燥湿化痰。

方药:涤痰祈嗣丹(自拟)。半夏、茯苓、陈皮、甘草、苍术、胆南星、枳壳、生姜、柴胡、人参、黄芪、淫羊藿、巴戟天。

第三节　痛经

一、概述

痛经指经期前后或行经期间,出现下腹部疼痛、坠痛,伴有腰酸或其他不适,程度较重以致影响生活和工作质量。本病是妇科最常见症状之一,约 50％妇女均有痛经,其中 10％痛经严重。痛经分原发性和继发性两类。原发性痛经指生殖器官无器质性病变的痛经;继发性痛经则指生殖器官有器质性病变,如子宫内膜异位症、盆腔炎、肿瘤等。原发性痛经占痛经的 36％左右,病因目前尚未完全明了,多属功能性痛经,亦有部分为生殖器官发育异常,如子宫过度倾屈等。原发性痛经多在生育后缓解。继发性痛经多见于生育后及中年妇女,多由于盆腔器质病变(如子宫内膜异位、子宫肌瘤、盆腔炎、手术后宫颈狭窄、宫内异物等)所致。

痛经属中医学"经行腹痛"范畴。中医认为,本病的发生除了与七情所伤、经产不洁、起居不慎、多产房劳等因素有关外,与素体以及月经周期特殊的生理变化也有关。在经期或经期前后,血海满盈而致溢泻,气血变化急骤,此时致病因素乘虚而作,遂可发生痛经。其主要机制不外虚实二端,实者乃冲任瘀阻,气血运行不畅,胞宫经血流通受阻,以致"不通则痛";虚者则冲任虚损,胞宫失却濡养,而使"不荣则痛"。本病以实证居多,虚证较少,也有虚实夹杂者,以"急则治标,缓则治本"为治疗原则。

二、辨证论治

1.肾气亏损

主证:经期或经后小腹隐隐作痛,喜按,月经量少,色淡质稀,头晕耳鸣,腰酸腿软,小便清长,面色晦黯,舌淡,苔薄,脉沉细。

治法:补肾填精,养血止痛。

例方:调肝汤(《傅青主女科》)。

用药:当归,白芍,山茱萸,巴戟天,甘草,山药,阿胶。

加减:若经量少者,酌加鹿角胶、熟地黄、枸杞子;腰骶酸痛剧者,酌加桑寄生、杜仲、狗脊。

2.气血虚弱

主证:经期或经后小腹隐痛喜按,月经量少,色淡质稀,神疲乏力,头晕心悸,失眠多梦,面色苍白,舌淡,苔薄,脉细弱。

治法:补气养血,和中止痛。

例方:十全大补汤(《太平惠民和剂局方》)。

用药:人参,黄芪,白术,茯苓,甘草,肉桂,当归,川芎,白芍,熟地黄。

加减:症见头晕、心悸、眠差等,属血虚者,加枸杞子、夜交藤;症见腰腿酸软属肾虚者,加菟丝子、续断、桑寄生;畏冷喜热者,酌加附子、艾叶、仙茅。

3.气滞血瘀

主证:经前或经期小腹疼痛拒按,行经量少,淋漓不畅,血色紫黯有血块,或呈腐肉片样物,块下则疼痛减轻,经前乳房作胀,胸闷不舒,舌质紫黯,舌边或有瘀点,脉沉弦或弦紧。

治法:理气活血,逐瘀止痛。

例方:

(1)膈下逐瘀汤(《医林改错》):

用药:当归,川芎,赤芍,桃仁,红花,枳壳,延胡索,五灵脂,牡丹皮,乌药,香附,甘草。

加减:若痛经剧烈伴有恶心呕吐者,酌加吴茱萸、半夏、莪术;若兼小腹胀坠或痛连肛门者,酌加姜黄、川楝子;兼寒者小腹冷痛,酌加艾叶、小茴香;若兼热者,症见经色深红而有块,苔黄脉数,治宜清热凉血,化瘀止痛,方用清热调血汤(《古今医鉴》)(牡丹皮,黄连,生地黄,当归,白芍,川芎,红花,桃仁,莪术,香附,延胡索)。

(2)八物汤(《医垒元戎》):

用药:当归,芍药,川芎,熟地黄,川楝子,木香,槟榔,延胡索。

加减:若兼口苦,苔黄,月经持续时间延长,经色紫黯,经质稠黏者,为肝郁化热之象,当佐以清泄肝热之品,加栀子、夏枯草、仙鹤草。兼前后二阴坠胀者,宜用八物汤加柴胡、升麻。若症见食少、胸脘闷者,为肝郁伐脾,宜加炒白术、茯苓、陈皮。痛而见恶心呕吐者,为肝气挟冲气犯胃,当佐以和胃降逆之品,可于方中加黄连、吴茱萸、生姜。

4.寒凝胞中

(1)阳虚内寒:

主证:经期或经后小腹冷痛喜按,得热痛减,经量少,经色黯淡,腰腿酸软,小便清长,脉沉,苔白润。

治法:温经暖宫,调血止痛。

例方:温经汤(《金匮要略》)加味。

用药:吴茱萸,桂枝,当归,川芎,生姜,半夏,牡丹皮,麦冬,人参,阿胶,芍药,甘草,附子,艾叶,小茴香。

加减:若痛经发作时,酌加延胡索、小茴香;小腹冷凉,四肢不温者,酌加熟附子、巴戟天;人参益气,元气不虚者可去之;生姜、半夏温中和胃安冲气,疼痛而见恶心呕吐者用。若经行期间,小腹绵绵而痛,喜暖喜按,月经量少,色淡质稀,畏寒肢冷,腰骶冷痛,面色淡白,舌淡,苔白,脉沉细而迟或细涩,为虚寒所致痛经,治宜温经养血止痛,方用大营煎加小茴香,补骨脂。

(2)寒湿凝滞:

主证:经前或经期小腹冷痛,得热痛减,按之痛甚,月经后期,经量少,经色黯黑有块或黑豆汁样,畏寒,手足欠温,带下量多,苔白腻,脉沉紧。

治法:温经散寒除湿,活血理气止痛。

例方:少腹逐瘀汤(《医林改错》)加味。

用药:小茴香,干姜,延胡索,没药,当归,川芎,肉桂,赤芍,蒲黄,五灵脂,苍术,茯苓。

加减:若小腹冷痛者,加吴茱萸、法半夏、白芷;口干、便秘、苔黄者,去干姜,易生姜,加炒黄芩;白带多者加茯苓、泽泻。

5.湿热蕴结

主证:经前或经期,小腹灼痛拒按,痛连腰骶,或平时小腹痛,至经前疼痛加剧,量多或经期长,经色紫红,质稠或有血块,平素带下量多,黄稠臭秽,或伴低热,小便黄赤,舌红,苔黄腻,脉滑数或濡数。

治法:清热除湿,化瘀止痛。

例方:清热调血汤(《古今医鉴》)加味。

用药:牡丹皮,黄连,生地黄,当归,白芍,川芎,红花,桃仁,莪术,香附,延胡索,鸡血藤,败酱草,薏苡仁。

加减:若月经过多或经期延长者,酌加槐花、地榆、马齿苋;带下量多者,酌加黄柏、臭椿皮。

三、单验方

(1)化瘀消膜汤:三棱、莪术、炒五灵脂、炒蒲黄、穿山甲、王不留行、香附、菟丝子各 10g,当归、山楂、党参各 15g,血竭 2g。有行气化瘀消结之功,适用于气滞血瘀型重证痛经。

(2)没竭失笑散:蒲黄 30g,五灵脂、白术、山楂各 12g,没药、川楝子各 10g,血竭、青皮各 5g。有化瘀消膜的功效,适用于膜样痛经。

(3)加味没竭汤:生蒲黄 30g,炒五灵脂、三棱、莪术各 15g,青皮 6g,生山楂 12g,乳香、没药各 3g,血竭粉 2g。经前 2 周开始服用,连用 15d。行气化瘀,适用于各型痛经。

(4)生蒲黄,生五灵脂,炒当归,炒白芍,制香附,乌药,延胡索,九香虫,肉桂。温经散寒,活血化瘀,理气止痛,适用于寒凝胞中型痛经。

(5)加味黑逍遥散:生地黄,当归,延胡索,贯众,柴胡,刘寄奴,月季花,巴戟天。松弛子宫平滑肌,解痉止痛,适用于各型痛经。

(6)药醋蛋:鸡蛋、食醋、黑大豆、生黄芪、香附等组成。补气养血,调经止痛,治疗原发性痛经。

四、中成药

1.田七痛经胶囊

组成:三七,延胡索,小茴香,五灵脂,冰片,蒲黄,木香。

主治:通调气血,止痛调经。用于经期腹痛及因寒所致的月经失调。

用法:口服,经期或经前 5d 服用,每次 3～5 粒,每日 3 次,经后可继续服用,每次 3～5 粒,每日 2 次或 3 次。

规格:每粒装 0.4g,12 粒/板×2 板/盒。

2.七制香附丸

组成:香附,当归,川芎,白芍,熟地黄,白术,陈皮,砂仁,黄芩等。

主治:疏肝养血,行气止痛。用于肝郁气滞,经血运行不畅,阻于胞宫而引起痛经者。

用法:口服,每次 6g,每日 2 次。

规格:丸剂。每袋 6g。

3.艾附暖宫丸

组成:艾叶(炭),香附(醋制),吴茱萸(制),肉桂,当归,川芎,白芍(酒炒),生地黄,黄芪(蜜炙),续断。

主治:理气补血,暖宫调经。用于寒凝胞宫痛经者。

用法:口服,小蜜丸每次 9g,大蜜丸每次 1 丸,每日 2 次或 3 次。

规格:大蜜丸,每丸重 9g。

4.左归丸

组成:熟地黄,山药,山茱萸,鹿角胶,龟甲胶,枸杞子,菟丝子,怀牛膝等。

主治:滋养肝肾,填精益髓。用于肝肾不足、精血亏虚、冲任失濡、胞脉失养而引起痛经者。

用法:口服,每次 9g,每日 2 次。

规格:每 10 粒重 1g,60g/瓶。

5.乌鸡白凤丸

组成:乌鸡,人参,黄芪,丹参,当归,白芍,川芎,生地黄,熟地黄,甘草,制香附,鹿角胶,鹿角霜,银柴胡,牡蛎,鳖甲,桑螵蛸,芡实,山药,天冬。

主治:补气养血,调经止痛。用于气血虚弱型痛经。

用法:口服,温黄酒或温开水送服,每次 1 丸,每日 2 次。孕妇忌服。

规格:每丸重 9g。每盒装 6 丸。

第四节 经前期综合征

一、概述

经前期综合征是指妇女反复在黄体期周期性出现躯体、精神以及行为方面的改变,严重者影响生活和工作质量,月经来潮后症状自然消失。发病率为 30%～40%,严重者占 5%～10%,临床以 25～45 岁妇女常见。本病目前尚无确切的病因,可能与卵巢激素、中枢神经和自主神经系统失调综合作用有关。

中医古代医籍对本病无系统论述,但根据出现的主要症状,散见于各书记载的"经行泄泻""经行浮肿""经行头痛""经行发热""经行口糜"等,其中清代《叶天士女科医案》载该类病名最多,达 20 余种,现代中医妇科学中常将以上症状统称为"月经前后诸症"。其主要病因病机为经前阴血下注血海,经期血海由满而溢,由盈而虚,使全身已经偏虚的阴血更显不足,如果患者禀赋不足或阴阳气血偏盛偏衰,脏腑更失濡养,气血更失调畅,故而发生经行诸症。本病的治疗,应以"虚者补之,实者泻之,热者清之,寒者温之"为基本原则,或补肾,或调肝,或健脾,或益气,或养血,或理气行滞,或活血化瘀,或清热凉血,或温经散寒。

二、辨证论治

（一）经行发热

1.肝肾阴虚

主证：经期或经后出现身热，或表现为午后潮热，伴见头晕目眩，耳鸣重听，胁痛，咽干，腰膝酸软，五心烦热。经行常延后，经量偏少，经色鲜红。颧红唇赤，舌红少苔，脉虚细而数。

治法：清热养阴。

例方：四物济阴汤（《陈素庵妇科补解》）去荆芥。

用药：川芎，当归，白芍，生地黄，麦冬，杜仲，茯苓，知母，柴胡，荆芥，牡丹皮，生甘草。

加减：伴有经行不畅者加川牛膝、益母草，以活血通经；胁肋或小腹胀痛者加荔枝核、香附以理气行滞；盗汗者加麻黄根、牡丹皮，以退热敛汗。

2.血热内盛

主证：经前或经期身热面赤，或心烦易怒，口干喜饮，尿黄便结，月经先期，经色深红，经量偏多，唇红舌赤，脉滑数。

治法：清热凉血调经。

例方：清经散（《傅青主女科》）加味。

用药：牡丹皮，地骨皮，白芍，熟地黄（或生地黄），青蒿，黄柏，茯苓，益母草。

加减：夹有瘀血者，加失笑散、益母草；兼有脾胃虚弱者，加陈皮、党参、神曲；经量多者加龙骨、牡蛎、仙鹤草、白茅根，以凉血固经；情绪欠稳定者加合欢皮、石菖蒲，以调和情志；大便干燥者，加酒大黄，以泻热通便。

3.气血虚弱

主证：经行或经后发热，形寒，自汗，少气懒言，神疲肢软，舌淡，苔薄白,脉虚缓。

治法:益气固表。

例方:补中益气汤(《脾胃论》)。

用药:黄芪,甘草,人参,当归,陈皮,升麻,柴胡,白术。

加减:如兼怔忡心悸,眠差梦多,去升麻、柴胡、陈皮,加茯神、酸枣仁、远志、龙眼肉、木香、生姜、大枣;如伴经量少,色黯淡,质稀薄,或腰骶酸痛,舌淡而嫩,去升麻、柴胡、陈皮,加鹿角胶、菟丝子、杜仲、制附片等以温肾阳,益精气;若溲多便溏者,加益智仁、补骨脂以温补脾肾;自汗过多者,加生牡蛎、浮小麦,以敛汗;形寒肢冷者,加桂枝以温经通络;若月经量多,加煅龙牡、仙鹤草收涩止血。

4.瘀热壅阻

主证:经前或经期发热腹痛,经色紫黑,挟有血块,舌黯或尖边有瘀点,脉沉弦数。

治法:化瘀养血,清热凉血。

例方:血府逐瘀汤(《医林改错》)。

用药:当归,赤芍,川芎,生地黄,桃仁,红花,甘草,枳壳,柴胡,桔梗,牛膝。

加减:若伴腹痛者,加延胡索、荔枝核以理气止痛;若血热内盛,蕴久成毒者,加金银花、连翘以清热解毒。

(二)经行乳房胀痛

1.肝气郁结

主证:经前或经行乳房胀痛,或乳头痒痛,甚者不可触,精神抑郁,胸闷胁胀,时叹息,经行不畅,色黯红,小腹胀痛,苔薄白,脉弦。

治法:疏肝解郁,理气止痛。

例方:柴胡疏肝散(《景岳全书》)。

用药:柴胡,枳壳,香附,陈皮,赤芍,川芎,炙甘草。

加减:若乳房胀痛有硬结,加夏枯草软坚散结;若经行不畅,加桃仁、益母草、川牛膝活血通经。

2.肝肾阴虚

主证:经行或经后乳房胀痛,两目干涩,五心烦热,咽干口燥,腰膝酸软,月经量少、色淡,舌红,少苔,脉细数。

治法:滋肾养肝。

例方:一贯煎(《柳州医话》)。

用药:沙参,麦冬,当归,生地黄,枸杞子,川楝子。

加减:若乳房胀痛较甚,加丹参、鳖甲养血活血通络。

(三)经行头痛

1.血虚

主证:经期或经后头部绵绵作痛,头晕眼花,心悸少寐,神疲乏力,月经量少、色淡、质稀,舌淡,苔薄,脉虚细。

治法:养血益气。

例方:八珍汤(《正体类要》)。

用药:熟地黄,当归,川芎,白芍,党参,茯苓,白术,炙甘草。

加减:若血虚肝旺,头胀痛耳鸣,加桑叶、龟甲以清肝明目,滋阴潜阳。

2.阴虚阳亢

主证:经前或经期头痛,头晕目眩,烦躁易怒,腰膝酸软,五心烦热,月经量少、色鲜红,舌红,少苔,脉细数。

治法:滋阴潜阳,平肝止痛。

例方:杞菊地黄丸(《医级》)。

用药:熟地黄,山茱萸,山药,茯苓,牡丹皮,泽泻,枸杞子,菊花。

加减:若肝火炽盛,头痛剧烈,伴口苦,大便干,可加龙胆草、黄芩、生石决明,清肝泻火。

3.血瘀

主证:经前或经期头痛剧烈,痛如锥刺,或经行不畅,色紫黯,有血块,小腹疼痛拒按,舌黯或边尖有瘀点,脉沉弦或弦涩。

治法:活血化瘀通窍。

例方:通窍活血汤(《医林改错》)加减。

用药:赤芍,川芎,桃仁,红花,生姜,大枣,牛膝。

加减:若经行不畅,小腹疼痛拒按者,加益母草、莪术、延胡索以行气活血,化瘀止痛。

4.痰湿阻滞

主证:经前或经期头痛头重,眩晕,胸闷泛恶,少食多寐,平时带下量多、色白、质黏,舌淡胖,苔厚腻,脉濡滑。

治法:健脾化湿除痰。

例方:半夏白术天麻汤(《医学心悟》)。

用药:半夏,白术,天麻,橘红,茯苓,炙甘草,蔓荆子,生姜,大枣。

加减:体虚者可加党参、黄芪,以补气;脘痞纳呆者可加厚朴、枳壳以行气和中;痰湿郁久化热,出现口苦、苔黄腻,大便不畅者加黄连、枳壳、竹茹,以清热化痰。

5.肾阳虚

主证:经前或经期泄泻,或天亮前泄泻,腰膝酸软,畏寒肢冷,头晕耳鸣,月经量少、色淡、质稀,舌淡,苔白,脉沉迟。

治法:温肾健脾,除湿止泻。

例方:健固汤(《傅青主女科》)合四神丸(《校注妇人良方》)。

用药:党参,白术,茯苓,薏苡仁,巴戟天,补骨脂,吴茱萸,肉豆蔻,五味子,生姜,大枣。

加减:若腰膝酸软,畏寒肢冷明显,加川续断、桑寄生、杜仲温肾强腰膝。

(四)经行肿胀

1.脾肾阳虚

主证:经前或经期面浮肢肿,纳呆腹胀,大便溏薄,腰膝酸软,月经量多、色淡、质稀,舌淡,苔薄白或白腻,脉沉细。

治法:温肾健脾,化气行水。

例方:苓桂术甘汤(《金匮要略》)加味。

用药:茯苓,白术,桂枝,甘草,补骨脂,川芎,巴戟天。

加减:若月经量多者,加仙鹤草、炮姜炭、棕榈炭温阳固涩止血。

2.气滞血瘀

主证:经行或经前面浮、肢体肿胀不适,尤以下肢肿胀为主,月经错后,量少,色紫黯有块,伴有小腹胀痛,胸脘胁肋闷胀,烦躁,嗳逆不舒,乳房胀痛,舌质紫黯,脉弦涩。

治法:理气活血,化瘀利水。

例方:八物汤(《济阴纲目》)加味。

用药:当归,川芎,赤芍,延胡索,川楝子,木香,槟榔,茯苓皮,泽兰,泽泻。

加减:若月经量少,经行不畅,加桃仁、益母草、川牛膝活血通经。

(五)经行吐衄

1.肺肾阴虚

主证:经前或经期吐血、衄血,量少,色黯红,头晕耳鸣,两颧潮红,五心烦热,月经先期、量少、色鲜红,舌红,少苔,脉细数。

治法:滋肾润肺,引血下行。

例方:顺经汤(《傅青主女科》)加减。

用药:当归,白芍,生地黄,熟地黄,沙参,牡丹皮,女贞子,墨旱莲,荆芥炭,川牛膝。

加减:若咳血、咯血甚者可加白茅根、浙贝母、桔梗以滋肺镇咳止血;若潮热明显者,加青蒿、鳖甲、地骨皮以滋阴退虚热;若兼大便干燥者,加玄参、芒硝以润燥通便。

2.胃热炽盛

主证:正值经期或经行前吐血、衄血、齿衄,量多,色鲜红,月经提前,口干欲冷饮,口臭,大便秘结,或胸中烦热,舌红,苔黄,脉数或滑数。

治法:清胃泄热,平冲降逆。

例方:三黄四物汤(《医宗金鉴》)加减。

用药:当归,赤芍,生地黄,大黄,黄芩,黄连,牛膝,益母草。

加减:若口干口渴甚者,加石斛、芦根以滋阴清热生津;若大便燥结,数日未解者,加芒硝以增强清胃泻火,通便之力;若恶心呕吐者,加清竹茹、陈皮以平冲降逆止呕。

(六)经行口糜

1.阴虚火旺

主证:经期或经行后口舌黏膜糜烂、破溃疼痛,月经先期量少,色红赤,形瘦,咽干,五心烦热,尿少色黄,舌瘦红,少苔,脉细数。

治法:滋阴清热。

例方:知柏地黄丸(《医宗金鉴》)加减。

用药:熟地黄,山药,山茱萸,泽泻,茯苓,牡丹皮,知母,黄柏。

加减:若口干舌燥明显者可加麦冬、玄参;若大便偏软者,去知母,加炒白术、炒扁豆;若月经量少明显者,加当归、制首乌、白芍滋补阴血。

2.胃热熏蒸

主证:经前或经期口舌生疮,溃烂,口臭,咽燥,喜冷饮,尿黄,便结,舌红,苔黄厚腻,脉滑数。

治法:清胃泻火。

例方:凉膈散(《太平惠民和剂局方》)加减。

用药:大黄,甘草,栀子,薄荷,黄芩,连翘,竹叶,黄连。

加减:若经行不畅,加丹参、凌霄花、泽兰、桃仁;若腹胀脘痞,加枳壳、广木香;若小便甚少者,加车前子、泽泻、碧玉散;若月经量多,加茜草炭、益母草、生地黄凉血止血。

(七)经行情志异常

1.肝郁气滞

主证:经前或经期烦躁易怒,或抑郁不乐,头晕目眩,口苦咽干,胸胁胀满,不思饮食,月经量多,色深红,舌红,苔黄,脉弦数。

治法:疏肝解郁,镇静安神。

例方:龙胆泻肝汤(《医宗金鉴》)。

用药:龙胆草,栀子,黄芩,车前子,木通,泽泻,生地黄,当归,甘草,柴胡。

2.痰火上扰

主证:经前或经期精神狂躁,语无伦次,头痛,失眠,心胸烦闷,不思饮食,舌红,苔黄腻,脉滑有力。

治法:清热涤痰,镇心开窍。

例方:生铁落饮(《医学心悟》)。

用药:天冬,麦冬,贝母,胆南星,橘红,远志,连翘,茯苓,茯神,玄参,朱砂,石菖蒲,生铁落。

3.心血不足

主证:经前或经期精神恍惚,心神不宁,无故悲伤,心悸失眠,月经量少,色淡,舌淡,苔薄白,脉细。

治法:养血安神,宁心开窍。

例方:养心汤(《证治准绳》)。

用药:黄芪,茯苓,茯神,当归,川芎,炙甘草,半夏,柏子仁,远志,五味子,人参,肉桂,酸枣仁。

三、单验方

(1)疏经散:佛手、香橼皮、白芍、刺蒺藜、木贼、无花果各10g,青皮、玫瑰花、绿萼梅、柴胡各5g,木蝴蝶、甘草各3g。水煎分服,每日1剂。适用于肝郁气滞之经前乳房胀痛。

(2)疏肝汤:制香附、郁金、娑罗子、合欢皮、路路通、焦白术、炒枳壳、炒乌药、赤芍。药用常规剂量,水煎分2次服。适用于肝气郁结型经行乳胀。

(3)清胃方:生地黄20g,木通10g,乌药15g,大黄5g,黄芩15g,栀子15g,甘草5g。水煎分服,经前1周,连服7剂即愈。适用于胃热熏蒸者。

（4）经前乳房胀痛方：柴胡、牡丹皮、香附、王不留行、郁金、栀子各10g,当归 12g,白芍、山楂、茯苓各 15g,薄荷 3g,路路通 6g,青皮、陈皮各 9g。水煎服,每日 1 剂,于经前 10～15d 开始服用。适用于经前乳房胀痛以肝郁气滞为主者。

（5）加味三黄四物汤：黄芩 9g,黄柏 9g,黄连 9g,当归 9g,生地黄12g,川芎 6g,白芍 9g,仙鹤草 6g,白茅根 9g,槐花 9g。水煎服,每日 2次,行经前 7d 开始服用。适用于血热型经行吐衄。

（6）调肝活血汤：当归、柴胡、桃仁、天麻、香附、地龙、全蝎各 10g,白芷 12～15g,川芎 6～30g,生地黄 15g,丹参 12g,龙骨、牡蛎各 15～30g。适用于肝郁气滞经行头痛。

四、中成药

1.逍遥丸

组成：柴胡、白芍、当归、茯苓、白术、甘草（炙）、薄荷、生姜。

主治：疏肝解郁,健脾养血。主治因肝郁、血虚、脾弱所引起的经前期紧张症。

用法：口服,每次 6～9g,每日 3 次,空腹温开水送服。

规格：水丸。每 100 粒重约 6g。

2.归脾丸

组成：党参、白术、黄芪、龙眼肉、酸枣仁、木香、当归、远志、甘草、茯苓、大枣、生姜。

主治：健脾养心,益气补血。适用于食少体倦、面色萎黄、健忘失眠、心悸及各种出血症等。适用于心脾两虚的经前期综合征。

用法：口服,每次 6～9g,每日 3 次,1 个月为 1 个疗程。

规格：水丸,每 100 粒重约 6g,每袋 6g。蜜丸,每丸 9g。

3.小金丸

组成：制草乌、木鳖子、五灵脂、路路通、地龙、当归、乳香、没药、木香、香墨。

　　主治:活血止痛,解毒消肿,用于经前期综合征有乳腺小叶增生者。

　　用法:内服,每次 1.5～3g,每日 2 次。

　　规格:糊丸。3g/瓶。

　　4.六味地黄丸

　　组成:熟地黄、山茱萸、山药、泽泻、牡丹皮、茯苓。

　　主治:滋阴补肾,补血养血,常用于血虚或肾阴不足的经前期综合征。

　　用法:口服,水蜜丸每次 6g,小蜜丸每次 9g,大蜜丸每次 1 丸,每日 2 次。

　　规格:大蜜丸。每丸重 9g。

第五节　更年期综合征

一、概述

　　更年期是指围绕绝经的一段时期,包括从接近绝经出现与绝经有关的内分泌、生物学和临床特征起至最后一次月经后 1 年。绝经是更年期的重要标志,围绝经期包括绝经前期,绝经期及绝经后期。更年期综合征指妇女绝经前后由于性激素减少所致的一系列躯体及精神心理症状,如月经紊乱、烘热汗出、情志异常等。我国城市妇女平均绝经年龄为 49.5 岁,农村妇女平均绝经年龄为 47.5 岁。除生理性绝经之外,还有病理性绝经,可见于卵巢早衰患者,即绝经发生在＜40 岁。另外,如果双侧卵巢经手术切除或受放射线毁坏,可导致人工绝经,人工绝经者更易发生更年期综合征。

　　古代中医医籍对本病无专篇记载,多散见于“年老血崩”“脏躁”“百合病”等病症中。1964 年始以“经断前后诸证”列入中医教材。中医学认为妇女在绝经前后,肾气渐衰,天癸渐竭,冲任二脉虚衰,月经将断而至绝经,生殖能力降低而至消失。这是女性衰老的自然规律,多数妇女可以顺利度过,但部分妇女由于体质、产育、疾病、营养、劳逸、社会环境、精神因素等方面的原因,不能很好地调节这一生理变化,使得阴阳平衡失调,脏腑气血不相协调,而围绕经断前后出现诸多身心和躯体证候。

近年来,由于生活水平提高,营养状态改善,绝经年龄有后延趋势,寿命普遍延长,故围绝经期的保健日益受到人们重视。

二、中医治疗优势

更年期综合征的中医病机是肾虚,阴阳平衡失调。肾主生殖,中医治疗主要通过重点调整肾的阴阳,使已失去平衡的阴阳在新的基础上恢复平衡,从而改善其症状。故整体调理,配合情志疏导和饮食调理,改善更年期综合征的身心和躯体症状是中医治疗的突出优势。一般来说,病程较短,症状较轻者,疗效显著。中医药治疗的不良反应少,患者依从性好,可较长期使用。

三、中医治疗路径

中医药对更年期综合征的防治,以调理阴阳平衡为治疗原则。应从调整脏腑,尤以调整肾阴阳失调入手,兼顾疏肝、健脾、补精血,以达到充养天癸,调补冲任,畅达气机,改善更年期综合征的身心和躯体症状,从根本治疗本病的目的。辨证施治是中医治疗本病的主要方法,除此以外,还应考虑结合针灸、推拿、饮食、情志疏导等疗法协同治疗。

进入更年期前1～2年应开始注意"治未病",更年期时能减少诸病的发生。

四、中医治疗策略

更年期综合征以肾阴阳虚为本,治疗以补肾为主,兼顾疏肝、健脾、补精血。补肾应注重平调肾中阴阳,清热不宜过苦寒,祛寒不宜过于温燥,补精血不可滋腻,更不可妄用克伐,以免犯虚虚之戒。对于以精神、神经症状为主的患者,结合针灸治疗,饮食调理,情志疏导等可提高疗效。

治疗此类患者时,要注意排除生殖器官的器质性病变,尤其是恶性病变。

1.肝肾阴虚证

【审证求因】

主证:头晕目眩耳鸣,头部面颊阵发性烘热,汗出,五心烦热,腰膝酸痛,足跟疼痛。月经先期或先后不定,经色鲜红,量或多或少,或皮肤干燥、瘙痒,或情志不畅,烦躁易怒,胁痛口苦,口干,大便干结,尿少色黄。舌红少苔,脉细数。

病因:妇女经孕产乳,耗伤精血,天癸渐竭,阴精不复,肾阴日虚,冲任衰虚;肝肾同源,肾水枯涸,肝血不充,肝木失养,而出现更年期综合征之候。

【辨证要点】

此证型以烘热汗出,头晕耳鸣,或情志不畅,烦躁易怒,胁痛口苦,舌红少苔,脉细数为辨证要点。

天癸渐竭,肾阴不足,故出现烘热汗出。肾虚不能上荣脑髓则头晕耳鸣;肝肾同源,肾水枯涸,肝血不充,肝木失养,故情志不畅,烦躁易怒,胁痛口苦。舌红少苔,脉细数为肝肾阴不足之表现。

【临证思维】

本证患者以烘热汗出,头晕耳鸣,或情志不畅,烦躁易怒,胁痛口苦为主。临证时需注意全面了解患者情况,如月经、孕产、病程、家庭等。

本证治疗大法以滋养肝肾为主。

治法:滋养肝肾,佐以潜阳。

方药:左归饮(《景岳全书》)加制首乌 20g,龟甲 30g(先煎)。

熟地黄 20g,山药 15g,枸杞子 20g,山茱萸 15g,茯苓 20g,炙甘草 6g。

若见双目干涩等肝阴虚证甚时,宜养肝潜阳,以杞菊地黄丸(《医级》)去泽泻,加白芍 15g,夏枯草 15g,决明子 10g,鳖甲 15g。

若心肾不交,并见心烦不宁,失眠多梦,甚至情志异常,宜滋肾宁心安神,方用百合地黄汤合甘麦大枣汤合黄连阿胶汤(《伤寒论》)加减。

中成药:更年女宝片,每次 4 片,每日 2~3 次,口服。具有补益肝肾祛瘀之功效,适用于肝肾亏损兼有血瘀之证。

更年安片,每次 6 片,每日 3 次。功能滋阴清热,安神镇静。适用于肝肾阴虚证。

2.肾阳虚证

【审证求因】

主证:面色晦黯,精神萎靡,形寒肢冷,腰膝酸冷,或经行量多,或崩中暴下,色淡或黯,有块,面浮肢肿,夜尿多或尿频失禁,或带下清稀。舌淡,或胖嫩,边有齿印,脉沉细无力。

病因:绝经时期,肾气渐衰。若素体阳虚,或过服寒冷,致肾阳虚惫,则虚寒内盛,脏腑失于温养,进而出现更年期综合征之候。

【辨证要点】

此证以面晦神疲,形寒腰冷,浮肿,舌淡,苔白,脉沉细无力为辨证要点。

肾气虚衰,虚寒内盛,脏腑失于温养,则面晦神疲,形寒腰冷,浮肿。舌淡,脉沉细无力为肾阳虚表现。

【临证思维】

本证患者以面色晦黯,精神萎靡,形寒肢冷,腰膝酸冷为主。临证时需注意全面了解患者情况,如月经、孕产、病程、家庭等。本证治疗大法以温肾扶阳为主。

治法：温肾扶阳。

方药：右归丸（《景岳全书》）加仙茅、淫羊藿、覆盆子。

肉桂 6g，附子 6g（先煎），山药 20g，枸杞子 20g，熟地黄 15g，杜仲 15g，山茱萸 15g，鹿角胶 15g（烊化），菟丝子 20g，当归 10g。

若兼见纳呆便溏，甚或五更泄泻，面浮肢肿等脾肾阳虚证时，治宜温肾健脾，方用右归丸（《景岳全书》）合理中丸（《伤寒论》）。

肉桂 6g，附子 6g（先煎），山药 20g，枸杞子 20g，熟地黄 15g，杜仲 15g，山茱萸 15g，鹿角胶 15g（烊化），菟丝子 20g，当归 10g，党参 30g，白术 15g，干姜 15g，炙甘草 6g。

中成药：更年康片，每次 3 片，每日 2～3 次。功能补肾益阳，定志安神。适用于肾阳虚弱型更年期综合征。

3.肾阴阳两虚证

【审证求因】

主证：绝经前后，头晕耳鸣，健忘，乍寒乍热，颜面烘热，汗出恶风，腰背冷痛，四肢欠温，自汗、盗汗，或月经紊乱。舌淡，苔薄，脉沉弱。

病因：肾精亏乏，天癸竭，肾气不充，或阴损及阳，阳损及阴，以致肾阴阳两虚，进而出现更年期综合征诸证错杂之候。

【辨证要点】

此证以头晕耳鸣，腰酸乏力，时而怕冷，时而烘热汗出，舌淡，苔薄，脉沉弱为辨证要点。

天癸竭，肾阴阳两虚，则诸证错杂并见，故有头晕耳鸣，腰酸乏力，时而怕冷，时而烘热汗出，舌淡，苔薄，脉沉弱为肾虚的表现。

【临证思维】

本证患者以面色晦黯，精神萎靡，形寒肢冷，腰膝酸冷为主。临证时需注意全面了解患者情况，如月经、孕产、病程、家庭等。本证治疗大法以温肾为主。

本证患者以头晕耳鸣，健忘，时而怕冷，时而烘热汗出为主。临证时需注意全面了解患者情况,如月经、孕产、病程、家庭等。本证治疗大法以补肾之阴阳为主。

治法:阴阳双补。

方药:二仙汤(《中医方剂临床手册》)合二至丸(《医方集解》)加制首乌 20g,生龙骨 30g(先煎),生牡蛎 30g(先煎)。

仙茅 10g,淫羊藿 10g,巴戟天 15g,当归 15,知母 20g,黄柏 12g 女贞子 15g,墨旱莲 20g。

中成药:妇延春胶囊,每次 5 粒,每日 3 次。功能滋阴扶阳,益气健脾,养血安神。适用于肾阴阳两虚证。疗程为 1 个月。

五、其他中医疗法

1.针灸

(1)体针:取双合谷、双太冲、双三阴交,每日 1 次,10 次为 1 个疗程。

(2)耳针:取内分泌、神门、交感、皮质下、心、肝、脾、肾。每次选 3～4 个穴,隔日针刺 1 次;或耳穴埋王不留行。

2.推拿

(1)肝肾阴虚:

取穴:肝俞、肾俞、百会、曲池、内关、三阴交、太溪、涌泉。

手法:患者取俯卧位,双手由肩背部沿膀胱经路线推抚至足跟,或从胸胁部沿肝经路线推抚至足外踝部数遍,使患者全身放松。拇指揉拿小腿后部数遍,拇指重压跟腱 1～2min。拇指轻揉三阴交、太溪,重擦涌泉 2～3min。最后指揉内关、曲池 1～2min。用指快速擦摩百会穴数百次。

(2)脾肾阳虚:

取穴:中脘、关元、足三里、三阴交、阴陵泉、百会、肾俞、脾俞、关元俞、八髎。

手法:患者取俯卧位,基本手法同上。按揉肾俞、脾俞、关元俞各1～2min,掌摩八髎穴,以透热为度。再取仰卧位,掌摩小腹至透热为度,点按中脘、关元各1～2min。指压足三里、三阴交、阴陵泉各1～2min。双手末节指腹由前额交替推抖至后枕部数遍,并轻拍击巅顶部,多指捏拿、敲击头部。

3.饮食疗法

(1)黑木耳30g,黑豆30g,共研末,每次服2～3g,每日1～2次,有补肾作用。

(2)枸杞百合粥:枸杞子、百合各30～60g,大米适量,煮粥食用。有滋补养阴生津之功效。

(3)核桃肉芡实莲子粥:核桃肉20g,芡实15g,莲子肉15g,大米适量,煮粥食用。有补肾健脾的功效。

(4)桑葚糯米粥:新鲜桑葚30g,糯米50g,同时入锅加水至1000mL煮粥,待粥熟后加适量冰糖,早晨空腹温热服食。适用于肝肾阴虚证。

(5)羊肉炖栗子:羊肉60g,栗子18g,枸杞子15g。将羊肉洗净切块,加水2000mL,用武火煮开锅后用文火煮至半熟时加入去壳栗子、枸杞子再煎20min,加佐料服食,每晚1剂,连服1个月。适用于肾阳虚证。

(6)甲鱼枸杞汤:甲鱼1只,枸杞子45g,姜、葱、糖、料酒等适量。甲鱼去内脏,腹内填入枸杞子及姜、葱,加糖、料酒等佐料,清蒸至肉熟,连汤服食,每晚服1次。适用于肝肾阴虚证。

(7)酸枣仁粥:酸枣仁30g(捣碎),粳米50g,羊肉60g。将酸枣仁用纱布袋包扎,羊肉切片与粳米同时入锅,加水1000mL煮粥。粥熟后去掉纱布袋,再加红糖适量,温热睡前服用,每日1次。适用于肾阴阳俱虚证。

第六节　多囊卵巢综合征

多囊卵巢综合征（PCOS）于 1935 年首先由 Stein-Leventhal 提出，是一种发病多因性、临床表现呈多态性的内分泌失调综合征，以雄激素过多和持续无排卵为主要临床特征。主要表现为月经失调、不孕、多毛、痤疮、肥胖、黑棘皮症等，属于中医"闭经""月经后期""崩漏""癥瘕""不孕"等范畴。与西医学所说之卵巢囊肿在发病过程、症状体征及生物学行为上都极为相似。远期可以并发心血管疾病、糖尿病、子宫内膜癌等。

多囊卵巢（PCO）与 PCOS 是两个不同的概念。PCO 只表现为卵巢呈多囊性改变，而无临床症状及血激素的改变，可由其他疾病引起。

一、病因病机

1. 肾虚

先天禀赋不足，肾气未盛，天癸不至，冲任失养，经血无从而生，血海难以充盈，导致闭经、月经稀少、不孕等。

2. 肾虚痰实

先天禀赋不足，肾气未盛，或素体肥胖，或饮食失节，损伤脾胃，运化失职，痰湿内生，冲任气血受阻，血海不得以满盈，故而月经闭止或失调或不孕；痰湿凝聚，脂膜壅塞，肺气不宣，日见体胖多毛，卵巢增大而致病。

3. 肝郁化火

素性忧郁，情志不畅或郁怒伤肝，肝气郁结，疏泄失常，郁久化火，冲任失调，气血不和，至月经不行，或失调、不孕，面部痤疮等。

4. 肾亏血瘀

先天不足，或后天损伤，大病久病，房劳多产，损伤肾气。肾阳不足则阴寒内盛,冲任虚寒,血失温煦推动而致血瘀;肾阴不足,虚火内生,内热灼血亦可致瘀;而肾水不足,不能涵木,则肝失条达,疏泄失常,气血不和而致冲任瘀阻,导致闭经、不孕、癥瘕等症。

5.气滞血瘀

多因平素抑郁或恚怒伤感,致肝气郁结,气机不畅,冲任失和,以致经脉瘀阻,瘀血稽留胞宫、胞脉,导致闭经、不孕、癥瘕等。

二、辨证论治

1.肾虚

主证:婚久不孕,月经后期、量少、色淡、质稀,渐至闭经,伴头晕耳鸣,腰膝酸软,形寒肢冷,大便不实,小便清长,形体肥胖,多毛,性欲低下,舌淡,苔白,脉细无力。

治法:补肾填精,调补冲任。

方药:济肾续嗣丹(自拟)。熟地黄、山药、山茱萸、鹿角胶(烊化)、紫石英、杜仲、菟丝子、巴戟天、柴胡、当归、三棱。

2.肾虚痰实

主证:婚久不孕,月经稀少或闭经,腰酸腿软,乏力怕冷,肥胖多毛,胸闷泛恶,或大便溏薄,舌质淡胖,苔薄腻,脉滑细。

治法:补肾化痰。

方药:济肾涤痰丹(自拟)。菟丝子、补骨脂、淫羊藿、山茱萸、鹿角霜、紫石英、白术、黄芪、昆布、白芥子、茯苓。

3.肝郁化火

主证:婚久不孕,月经稀少、闭经或不规则流血,形体壮实,毛发浓密,面部痤疮,乳房胸胁胀满,口干喜冷饮,大便秘结,苔薄黄,脉弦数。

治法:清肝泻火。

方药:济水清肝丹(自拟)。生地黄、玄参、山茱萸、山药、牡丹皮、龙胆草、栀子、黄芩、柴胡、知母、菟丝子、昆布。

4.肾亏血瘀

主证:婚久不孕,月经稀少或闭经,或经来淋漓不尽,色淡黯,或有血块,畏寒怕冷,腰酸腿软,头晕耳鸣,舌黯红,舌边有瘀点,脉沉细或沉滑。

治法:补肾祛瘀。

方药:济肾逐瘀丹(自拟)。熟地黄、山茱萸、巴戟天、菟丝子、肉苁蓉、淫羊藿、三棱、莪术、当归、柴胡、益母草、昆布。

5.气滞血瘀

主证:婚久不孕,月经延后,或量少不畅,经行腹痛,拒按,或闭经,精神抑郁,胸胁胀满;舌质黯紫,或有瘀点,脉沉弦或沉涩。

治法:行气导滞,活血化瘀。

方药:香蛭赞孕丹(自拟)。香附、水蛭、当归、川芎、枳壳、延胡索、三棱、莪术、菟丝子、甘草。

三、现代研究进展

西医对本病的治疗效果不够理想,中医治疗有极大的优势。现将国内著名中医学家关于多囊卵巢综合征的治疗与研究报道综合归纳介绍如下。

(一)病因病机

近年来,众多学者的研究认为,肾虚是本病的基本病因,在此基础上还分别兼有血瘀、痰湿、肝郁和痰瘀互结等。桑海莉等认为肾虚是致病之本,多兼有痰血瘀阻、肝胆郁热。王东梅等研究认为病机以脏腑功能失常为本,肾虚为主,尤以肾阳虚为主要病机,并涉及肝、脾;血瘀、痰浊阻滞是本病之标。尤昭玲认为冲任之本在肾,冲为血海,任主胞胎,肾虚则冲任不充,血瘀则冲任不畅,气血无以顺利下行,则胞宫、胞脉、胞络失去滋养,肾-天癸-冲任-胞宫生殖轴功能失调,由此而引起经、带、胎、产等一系列的妇科疾病。陆美亚等指出,肾虚肝郁为 PCOS 的主要病机,脾虚湿盛及阴虚火旺为两个重要病理改变。史莲花等认为 PCOS 以脾肾阳虚为本,气滞湿阻、痰瘀互结为标。万朝霞等认为 PCOS 以痰瘀交阻、心肝火旺为表象,肾虚为本。徐福松、莫惠等认为病因病机主要为肾虚、痰湿、肝郁化火、气滞血瘀,导致肾气不足,冲任失资;脏腑功能失常,气血失调,经络不畅,痰湿脂膜积聚,血海蓄溢失常而致本病。罗颂平认为本病由肝脾肾虚,痰湿阻止胞宫所致。笔者通过临床观察和研究发现,无排卵性不孕患者均有不同程度的肝郁表现,而卵巢长期持续无排卵正是 PCOS 的一个显著特点,所以认为肝郁气滞,肝的疏泄功能失常是 PCOS 发生的重要病机。刘瑞芬认为本病病机以肾虚为本,痰瘀为标,其核心病理是卵泡不能发育或卵泡壁过度增生不能破裂导致卵泡闭锁。肾为先天之本,肾主生殖,卵子的发育成熟与肾精充盛、肾阳鼓动密切相关。肾精亏虚,卵子发育缺乏物质基础;肾虚致瘀,卵子不能顺利排出。李光荣认为肾虚是其根本原因,肝郁脾虚是重要病机。肾阴虚,精亏血少,血海不能按时满溢;肾气虚,气化不及,血海不能按时施泻。肝失疏泄,脾失运化,则肝血亏虚,痰湿内生,均可导致月经稀发或闭经。

(二)诊断标准

1.世界中医药学会联合会妇科专业委员会制定了 PCOS 的诊断标准

参照欧洲人类生殖协会(ESHRE)和美国生殖医学协会(ASRM)2003 年鹿特丹 PCOS 研讨会制定的标准:①偶发排卵和(或)无排卵。②临床和(或)生化指标提示存在高雄激素血症,并排除先天性肾上腺增生、分泌雄激素肿瘤和库欣综合征等可能致病的因素。③双侧卵巢多囊性改变:一侧或双侧卵巢有≥12 个直径在 2～9mm 的小卵泡和(或)卵巢体积增大＞10cm³。具备以上任意 2 项或 3 项者诊断为 PCOS。

2.世界中医药学会联合会妇科专业委员会制定的 PCOS 的辨证标准

(1)脾肾两虚:①主证:婚久不孕,月经由稀发而至闭经,腰膝酸软,神疲纳呆。②次证:带下量多,清稀;性欲减退;形体肥胖;头晕耳鸣;多毛;畏寒肢冷;小腹冷感;大便不实;小便清长;舌淡胖嫩,苔薄白腻,脉沉细弱。

(2)肝肾阴虚:①主证:婚久不孕,月经延后,量少渐至闭经,五心烦热。②次证:头晕耳鸣,两眼昏花;口燥咽干;大便干结;舌红,少苔,脉细数。

(3)痰湿阻滞:①主证:婚久不孕,月经后期,量少或闭经,形体肥胖多毛。②次证:带下量多色白;头晕,胸闷泛恶;嗜睡神倦;舌淡胖,苔白腻,脉滑。

(4)肝郁化火:①主证:婚久不孕,月经先后不定或闭经,毛发浓密,面部痤疮。②次证:胸胁乳房胀痛;口苦口干;大便秘结;舌红,苔黄,脉弦数。

(三)中医治疗

1.辨证论治

韩百灵对肾阴亏损用百灵育阴汤:熟地黄 15g,山药 15g,川续断 15g,桑寄生 15g,怀牛膝 15g,山茱萸 15g,白芍 15g,牡蛎 20g,杜仲 15g,海螵蛸 20g,菟丝子 15g,龟甲 20g。

血虚用育阴补血汤:熟地黄 15g,山药 15g,当归 15g,白芍 15g,枸杞子 15g,炙甘草 10g,山茱萸 15g,牡丹皮 15g,龟甲 20g,鳖甲 20g。

肾阳虚用渗湿汤:熟地黄 15g,山药 15g,白术 15g,茯苓 15g,泽泻 10g,枸杞子 15g,巴戟天 15g,菟丝子 15g,肉桂 10g,附子 10g,鹿角胶 15g,补骨脂 15g,陈皮 10g,甘草 10g。

肝郁气滞用调肝理气汤:当归 15g,白芍 15g,柴胡 10g,茯苓 15g,白术 10g,牡丹皮 15g,香附 15g,瓜蒌 15g,怀牛膝 15g,川楝子 15g,王不留行 15g,通草 15g,甘草 10g。

通过研究认为肾虚证是最常见的证候,肝郁气滞证是本病的第二大证候,另可见脾虚痰湿证和血瘀证。张玉珍常分为 4 型:肾虚型方用右归丸加石楠叶、仙茅;痰湿阻滞型方用苍附导痰汤为主加桃仁、当归、红花、夏枯草;气滞血瘀型方用膈下逐瘀汤;肝经湿热型方用龙胆泻肝汤加减。

罗颂平对肾虚夹瘀用归肾丸加法半夏、苍术、胆南星;肾阴虚夹瘀方用六味地黄丸合失笑散;气虚夹瘀方用苍附导痰汤为主加黄芪、党参;肝气郁结方用丹栀逍遥散合清气化痰丸。

尤昭玲将本病分 4 种证型:肾虚用右归丸加减;痰湿阻滞用苍附导痰丸合佛手散加减;肝郁化火用丹栀逍遥散加减;气滞血瘀用膈下逐瘀汤为主减。徐福松、莫惠等将其分为 4 型:肾虚痰湿证用肾气丸(《金匮要略》)和二陈汤(《太平惠民和剂局方》);痰湿阻滞证用苍附导痰丸(《叶天士女科诊治秘方》)加减;肝郁化火证用丹栀逍遥散(《女科摄要》)加减;气滞血瘀证用膈下逐瘀汤加减。刘云鹏认为求子之道,莫如调经,经病所致的不孕,分 10 型进行论治,10 型之中以肝气郁结为多,该型以自拟调经 I 号方(柴胡 9g,当归 9g,白芍 9g,益母草 15g,香附 12g,郁金 9g,川芎 9g,甘草 3g)加减;酌情辨证调经,分期治疗:经前以理气为主,用自拟调经 II 号方;经期以活血为主,用自拟益母生化汤:当归 24g,川芎 9g,桃仁 9g,甘草 6g,姜炭 6g,益母草 15g;经后以补虚为主,亦随胞脉气血的盛衰,按法调制,常用自拟益五合方:益母草 15g,熟地黄 15g,当归 12g,丹参 15g,茺蔚子 12g,香附 12g,川芎 9g,白芍 9g,枸杞子 15g,覆盆子 9g,五味子 9g,白术 9g,菟丝子 15g,车前子 9g。李祥云分 4 型:肾亏痰阻用归肾慈皂汤(经验方);阴虚内热用瓜石散加减;肾亏瘀阻用补肾逐瘀汤(经验方);肝郁化火用龙胆泻肝汤加减。王耀廷认为燥湿化痰为治标,健脾补肾乃求本,然缓不济急,故常于健脾豁痰之中佐以补肾化瘀之品,药用苍术 20g,香附 15g,陈皮 15g,茯苓 20g,胆南星 10g,桂枝 10g,鹿角霜 50g,紫石英 50g,川牛膝 15g 治之,效佳。

2.专病专方

柴松岩验方(菟丝子、车前子、淫羊藿、杜仲、当归、桃仁、生薏苡仁、川芎等。每剂 2 煎,水煎至 200mL,早晚各服药 1 次,连续用药 6 个月为 1 个疗程)具有益肾健脾、养血通利的作用,对 PCOS 证属脾肾阳虚型闭经进行治疗取得了良好的效果。

王子瑜对脾肾阳虚,痰湿所致的"多囊卵巢综合征"闭经不孕证常用淫羊藿、巴戟天、鹿角片、菟丝子、山药、苍术、白术、党参、制香附、当归、石菖蒲、天南星、海藻、益母草。

李广文石英毓麟汤:紫石英 15～30g,川椒 1.5g,川芎 6g,川续断、川牛膝、淫羊藿各 12～15g,菟丝子、枸杞子、香附各 9g,当归 12～15g,赤芍、白芍各 9g,桂心 6g,牡丹皮 9g。

刘奉五四二五合方:当归 9g,白芍 9g,川芎 3g,熟地黄 12g,覆盆子 9g,菟丝子 9g,五味子 9g,车前子 9g,牛膝 12g,枸杞子 15g,仙茅 9g,淫羊藿 12g。

朱小南善用峻补冲任之品,如鹿角霜、紫河车、巴戟天、淫羊藿等;对气滞不孕善用苏罗子与路路通,认为二药通气功效卓越,经前有胸闷乳胀等症者,十有六七兼有不孕症,治宜疏解,选方香附 15g,郁金 15g,白术 10g,当归 15g,白芍 10g,陈皮 15g,茯苓 15g,合欢皮 15g,苏罗子 15g,路路通 15g,柴胡 7.5g,于经前感觉胸闷乳胀时服用,至经末 1～2 日止。

裘笑梅对肾阳不足,子宫虚寒者用桂仙汤:淫羊藿 15g,仙茅 9g,肉桂末 1.5g(吞),肉苁蓉 9g,巴戟天 9g,紫石英 15g;对肝郁者用蒺麦散:白蒺藜 9g,八月札 9g,大麦芽 12g,青皮 3g,橘核 3g,橘络 3g,蒲公英 9g。

王渭川育麟珠:当归 60g,枸杞子 30g,鹿角胶 30g,川芎 30g,白芍 60g,党参 30g,杜仲 30g,巴戟天 30g,淫羊藿 30g,桑寄生 30g,菟丝子 30g,紫河车 60g,鸡血藤膏 120g,共研细末,炼蜜为丸,每日早、中、晚各服 9g。

王渭川种子方:鹿角胶 15g,肉苁蓉 12g,枸杞子 12g,巴戟天 12g,柏子仁 9g,杜仲 9g,牛膝 3g,小茴香 9g,桑寄生 15g,菟丝子 15g,覆盆子 24g,淫羊藿 24g。

蒲辅周对妇人胞宫虚寒不孕多选用温经汤治疗。

哈荔田天龙散:女贞子 15g,旱莲草 10g,菟丝子 20g,仙茅 15g,石楠叶 15g,龙胆草 7g,牡丹皮 9g,瞿麦穗 9g,天龙散(大蜈蚣 1 条,九香虫 5g)共研面冲服,用于痰湿不孕。

笔者用补肾、疏肝、祛痰、活血等多种治法,从中药内服、中药敷贴、针灸、药枕等多种给药途径深入探讨促排卵之路。

(1)将 112 例不同类型的无排卵致不孕患者,随机分为治疗组[采用自拟补肾种子丹:紫石英 40g,枸杞子、菟丝子各 20g,鹿茸 1g(冲),紫河车 3g(冲),肉苁蓉、五味子、淫羊藿、覆盆子各 10g,熟地黄 25g,砂仁 2g。从月经第 5d 开始,每日 1 剂,连服 6~12 剂。闭经者采用服 3 剂,停 3d,再服 3 剂,再停 3d 的服药方法]59 例;对照组(采用氯米芬)53 例,结果经统计学处理,$P<0.05$,说明实验组疗效明显优于对照组。结论:补肾种子丹是促排卵较理想的方法,补肾法确有促排卵之功,亦证明了中医肾主生殖理论的正确性。

(2)将 149 例无排卵不孕症患者随机分为补肾疏肝组(采用自拟补肾疏肝方:紫石英 30~60g,川椒 2g,巴戟天、枸杞子、菟丝子、川续断、肉苁蓉、熟地黄各 10g,柴胡、香附、枳壳、夜交藤各 10g。从月经第 5d 开始服用,每日 1 剂,连服 6~10 剂;月经周期紊乱者,服 3 剂,停 3d,然后再服 3d,再停 3d)77 例;补肾组(采用自拟补肾方)72 例。结果:经统计学处理,$P<0.05$,说明补肾疏肝组疗效明显优于补肾组。结论:补肾疏肝法是促排卵较理想的方法,并认为无排卵不孕患者均有不同程度的肝郁表现,卵子有规律的排出与肝的疏泄功能有密切关系。

(3)将 132 例无排卵不孕症患者随机分为祛痰补肾组[采用自拟祛痰补肾方:紫石英 40g,紫河车粉(冲)3g,川椒 2g,巴戟天、枸杞子、川续断、熟地黄各 20g,肉苁蓉、淫羊藿各 10g,陈皮、制半夏、茯苓、竹茹、白芥子各 10g。从月经第 5d 开始服药,每日 1 剂,连服 6~10 剂;月经周期紊乱者,服 3 剂,停 3d,然后再服 3 剂,再停 3d]67 例;补肾组 65 例(采用自拟补肾方)。结果:经统计学处理,$P<0.05$,说明祛痰补肾组疗

效明显优于补肾组。结论:祛痰法可促排卵,补肾与祛痰结合,可以收到更好疗效。笔者还发现不少无证可辨或用多法治疗无效的无排卵不孕患者,投祛痰补肾法常可奏效。

(4)将 126 例无排卵不孕症患者随机分为补肾活血组(采用自拟活血胤嗣丹:紫石英 30g,川椒 2g,巴戟天 10g,枸杞子 10g,川续断 20g,肉苁蓉 10g,女贞子 12g,炒桃仁 10g,红花 10g,鸡血藤 12g,川芎 10g。从月经第 1~5d 与月经第 13~17d 各服 5 剂,水煎服。月经紊乱者,服 3 剂,停 3d,然后再服 3d,再停 3d)65 例;补肾组 61 例。结果:经统计学处理,$P<0.05$,说明补肾活血组疗效明显优于补肾组。结论:活血可促进卵子的生长、促进排卵、促进精卵的结合。

(5)将 108 例不同类型的无排卵不孕患者随机分为实验组[采用自拟排卵毓麟汤:紫石英 40g,肉苁蓉 10g,枸杞子 20g,菟丝子 20g,鹿茸 1g(冲),紫河车 3g(冲),五味子 10g,人参 10g,麦冬 12g,益母草 12g,红花 10g,半夏 10g,竹茹 10g,香附 10g,青皮 10g。从月经第 5d 开始,每日 1 剂,连服 5~12 剂。闭经者采用服 3 剂,停 3d,再服 3 剂,再停 3d 的服药方法]56 例;对照组(采用氯米芬)52 例。结果:经统计学处理,$P<0.05$,说明实验组疗效明显优于对照组。结论:排卵毓麟汤是促排卵较理想的方法,并认为肾虚虽为无排卵的重要原因,但无排卵不孕患者均有不同程度的肝郁血瘀、痰湿表现,肝主疏泄,卵子有规律的排出与肝的疏泄功能有密切关系,此外瘀血、痰湿皆可影响卵子的生长与排出。

(6)将 253 例无排卵致不孕症患者随机分为以求嗣丹(人参、黄芪、枸杞子、菟丝子等药物,研末为水丸,每服 9g,每天 3 次。从月经第 5d 开始,连服 20d。闭经者采用连服 20d,停服 10d,再连服 20d,再停 10d 的服药方法)治疗的实验组(129 例)和以氯米芬治疗的对照组(124 例)。结果:实验组与对照组促排卵疗效无差异($P>0.05$),而痊愈(妊娠)疗效有明显差异($P<0.01$)。结论:求嗣丹对气虚而又肾精不足所致无排卵致不孕症有较好的临床疗效,且用药后均有不同程度的增强

体质作用。

(7)用自拟氤氲育子汤(紫石英 40g,淫羊藿 15g,菟丝子 20g,枸杞子 20g,露蜂房 10g,川椒 2g,人参 10g,益母草 12g,王不留行 10g,红花 10g,香附 10g,柴胡 10g,枳壳 10g)与氯米芬促排卵进行对照研究,结果表明氤氲育子汤的妊娠率高于氯米芬,并认为卵子有规律的排出与肝的疏泄功能有密切关系。

3.针灸推拿

谢红亮等用针刺配合滋肾育胎丸治疗 PCOS 30 例,针刺取体穴:关元、三阴交(双)、太溪(双)、太冲(双)、子宫或卵巢(双侧,交替),平补平泻,留针 30min,留针期间,每 10min 运针 1 次,自月经后第 5d 开始,每周 3 次,4 周为 1 个疗程。连续治疗 3 个疗程。滋肾育胎丸(党参、续断、白术、巴戟天、制首乌、杜仲、枸杞子、菟丝子、熟地黄等),每次 5g,每日 3 次,于月经后第 5d 开始服用,15d 为 1 个疗程,连续治疗 3 个疗程,取得较好疗效。

有学者等选取肝俞、肾俞、脾俞、关元、子宫穴、三阴交,于末次月经第 5d 开始进行针刺,每日 1 次,每次 30min。以电针刺激,频率 3Hz。连续 15d,3 个周期为 1 个疗程。治疗 PCOS 患者 30 例,有效率为 86.67%。

史常旭等采用中药、针刺、中药加针刺联合治疗 PCOS 117 例,中医辨证为痰湿、肾虚痰湿、肾虚三型,分别给予中药方剂。其针刺,取穴为关元及双侧子宫穴,月经后第 14～第 17d 每天针刺 1 次,每次留针 15min,联合治疗有效率达 92.78%,单用中药或针刺有效率为 60%～76%。

马仁海等应用针灸治疗 PCOS 98 例,取主穴为腹部六针(关元、中极、子宫、大赫、三阴交);对照组服用氯米芬。结果:治疗组治愈率 94%,对照组治愈率 62.5%。治疗组妊娠 26 例,对照组妊娠 15 例,有显著性差异($P < 0.05$)。认为针灸能够调整人体内分泌功能。

有学者治疗 PCOS 64 例,卵泡期口服自拟补肾汤(山茱萸、石斛、肉苁蓉、熟地黄、巴戟天、附子、白茯苓、石菖蒲、陈皮、香附),排卵期、黄体期辅以电针治疗(选用疏波,中等强度,针刺双侧子宫穴、中极穴)。治疗3个月为1个疗程,症状改善率96%,LH/FSH、T值下降70%。现代医学研究认为,针刺可引起脑内某些核团反应和递质变化,调整下丘脑功能而促排卵。

笔者以自拟真机散:食盐30g,巴戟天10g,川椒10g,附子10g,肉桂10g,淫羊藿10g,紫石英10g,川芎6g,香附10g,小茴香6g,麝香0.1g,生姜片5~10片,艾炷21壮(如黄豆大),面粉适量。先将麝香、食盐分别研细末,分放待用,然后将其余诸药混合研成细末备用。嘱患者仰卧床上,首先以温开水调面粉成面条,将面条绕脐周围一圈,内径1.2~2寸,然后把食盐填满患者脐窝略高1~2cm,接着取艾炷放于盐上点燃灸之,连续灸7壮之后,把脐中食盐去掉,再取麝香末0.1g,纳入患者脐中,再取上药末填满脐孔,上铺生姜片,姜片上放艾炷点燃,频灸14壮,月经第6d开始,每隔2d灸1次,连灸6次为1个疗程。填脐灸法治疗无排卵性不孕症109例,结果排卵率为61.5%,妊娠率为30.3%。提示该方对肾阳虚型无排卵不孕症疗效较好。

4.中药周期治疗

临床运用虽然不尽相同,但主要治疗机制即强调经后期以滋阴补肾为主,促卵泡发育;经间期滋肾活血以促卵泡排出;经前期以温补肾阳为主,促黄体功能;行经期以活血通经为主,以利经血正常排出。

袁雄芳将辨证论治、中药周期疗法揉和于一体,分肾阳虚、肾阴虚、痰湿3型治疗PCOS 38例。各型均在月经周期不同阶段分别拟促卵泡汤、促排卵汤、促黄体汤、活血调经汤,经1~3个疗程治疗。结果:治愈26例,好转7例,总有效率86.8%。

有学者在采用中药人工周期治疗PCOS中,重视B超对卵泡的检测,对B超监测示卵泡发育欠佳者,重用补肾之品。于月经后第10~第12d开始用B超监测卵泡生长发育情况。若卵泡直径在15cm左右时,则连续监测优势卵泡大小、饱满状态、壁厚薄、破裂消失否及子宫后方积液、子宫内膜变化,患者自测基础体温。

盛玉凤以补肾为主,根据月经的不同阶段各有侧重,经后期滋补肾阴(血)而养冲任,常用药物:龟甲、阿胶、女贞子、旱莲草、山茱萸、白芍、制首乌等;经间期益肾填精而疏冲任,常用药物:鹿角霜、紫石英、肉苁蓉、菟丝子、补骨脂、柴胡、皂角刺、牡丹皮等;月经前期温补肾阳而调冲任,用仙茅、淫羊藿、鹿角霜、巴戟天、补骨脂等;月经期活血化瘀而调月经,常用药物:当归、赤芍、丹参、红花、川芎、茺蔚子、川牛膝等。

邵志英采用自拟补肾化痰方(熟地黄20g,山药、茯苓各15g,仙茅、菟丝子各25g,苍术、半夏、川芎各10g,羌活、炙甘草各6g),从月经来潮第9d开始服用,每日1剂,连服6剂,排卵后改服健黄体汤(熟地黄、山药、白芍各15g,当归、菟丝子各25g,覆盆子、枸杞子各20g,甘草6g)。3个月经周期为1个疗程。配合氯米芬治疗50例,痊愈30例,好转15例,无效5例。

梅彬等应用中药人工周期疗法,滋阴补肾,配合西药氯米芬治疗50例PCOS取得满意疗效。月经第5~第11d:滋阴补肾为主,稍佐温阳药,用熟地黄、山药、山茱萸、菟丝子、覆盆子,佐少量肉苁蓉、巴戟天;月经第12~第16d:活血化瘀为主,自拟排卵汤,用桃仁、红花、皂角刺等;月经第17~第24d:温补脾肾,用补中益气汤合六味地黄汤加减;月经第25d至下次月经来潮:用桃红四物汤加减,重用赤芍、枳壳。

郝兰枝等用中药人工周期治疗青春期PCOS 40例,基础方:淫羊藿30g,仙茅10g,菟丝子、鹿角霜、女贞子、墨旱莲各30g,当归、黄芪、益母草各15g,川芎10g,炙甘草6g。分期论治:月经后期(周期第6~第10d)以滋补肾阴、调养冲任为主,排卵前期(周期第11~第14d)为静中生动之际,上方中酌加理气活血之丹参、泽兰、香附;排卵后期(周期第15~第23d),为阳气旺盛时期,应酌加补肾阳之品,经前期(周期第24~第28d),为血海满盈将要溢泻之际,应因势利导,促使经血顺利外泻。结果总有效率为90%。

程泾认为月经失调有狭义、广义之分,主张以中医周期疗法治疗功能性月经失调,常用的调制奇经基本治则,归纳为补肾填精调冲、滋肾养阴调冲等十四法;认为治疗妇科病尤其是功能失调疾病,必须重视调理冲任(督带)。常用的奇经药物有:紫石英、当归、紫河车、鳖甲、肉苁蓉、枸杞子、杜仲、山药、丹参、巴戟天、白术、莲子、川芎、附子、香附、甘草、木香、吴茱萸、黄芩、黄柏、鹿含草、鹿茸、郁金、小茴香、川乌、黄芪、三棱、莪术、龙骨、牡蛎等入冲脉;龟甲、紫河车、覆盆子、丹参、鹿茸、白果等入任脉;鹿茸、肉桂、黄芪、枸杞子、羊肾等入督脉。较具代表性的奇经方有:《备急千金要方》小牛角䚡;《济阴纲目》茸附汤;王孟英温养奇经方;吴鞠通通补奇经方;张锡纯治冲四汤,即理冲汤、安冲汤、固冲汤、温冲汤。

第七节　高催乳素血症

催乳素(PRL)是垂体前叶嗜酸细胞、妊娠子宫蜕膜和免疫细胞等分泌的一种蛋白激素。高催乳素血症(HP)是指非妊娠期、产后停止哺乳 6 个月之后由于各种原因所致外周血催乳素(PRL)水平高于 $25\mu g/L$,造成下丘脑-垂体-性腺轴功能失调的疾病。中医学没有本病的专门论述,本病属中医学"月经过少""月经稀发""闭经""乳泣""不孕"范畴。

一、病因病机

1.肝郁气滞

情志抑郁或忿怒伤肝,以致疏泄失司,气血失调,血海蓄溢失常,导致月经稀少或闭经,终使血中催乳素升高而不孕。

2.肝肾阴虚

禀赋不足,肾气未盛,精气未充,肝血不足,冲任失于充养,无以化为经血;或房劳、堕胎,或久病及肾,以致肾精亏耗,肝血虚少,精血匮乏,冲任亏损,胞宫无血可下,终使月经稀少,闭经,不孕;肝肾亏虚,肝失所养,疏泄失职则致气血逆乱,随肝气上逆乳房而致溢乳。

3.脾虚痰阻

素体肥胖或恣食膏粱厚味,或饮食失节,或思虑劳倦,损伤脾胃,脾虚痰湿内生,痰阻气机,经脉受阻,冲任失调而致月经后期、闭经,甚则不孕;脾虚不能摄血归经,气血逆乱,不得下注冲任,上逆乳房化为乳汁,导致乳汁外溢。

二、辨证论治

1.肝郁气滞

主证:婚久不孕,血清催乳素＞25μg/L,乳房胀痛,乳汁外溢或挤压而出。月经先后无定期,渐至经闭不行;精神抑郁,时善叹息;胸闷胁胀;或少腹胀痛,经期加重;舌质淡红或黯红,苔薄白,脉弦。

治法:疏肝解郁,调经助孕。

方药:逍遥降乳丹(自拟)。柴胡、当归、白芍、茯苓、白术、香附、牡丹皮、川牛膝、女贞子、麦芽、甘草。

2.肝肾阴虚

主证:婚久不孕,血清催乳素＞25μg/L,月经稀少或闭经,乳房胀痛,乳头可有乳汁溢出或挤出,五心烦热,头痛少寐,腰膝酸软,舌质淡红,少苔,脉沉弱或细涩。

治法:滋补肝肾,调经助孕。

方药:济阴降乳丹(自拟)。熟地黄、山茱萸、山药、枸杞子、桑葚、淫羊藿、茯苓、当归、白芍、香附、甘草、麦芽。

3.脾虚痰阻

主证:婚久不孕,血清催乳素＞25μg/L,形体肥胖,月经稀发,色淡量少,渐至经闭,乳汁自出或挤压而出。胸闷痰多;纳呆腹胀;便溏;带下量多;口中淡腻;舌淡胖,边有齿印,苔白腻,脉沉滑。

治法:健脾燥湿,豁痰调经。

方药:济脾豁痰丹(自拟)。黄芪、白术、人参、苍术、茯苓、半夏、陈皮、南星、枳壳、生姜、甘草、麦芽。

三、现代研究进展

西医治疗该病疗效不理想,且不良反应大,中医治疗该病有极大的优势,现将建国以后著名中医学家治疗高催乳素血症的研究综述如下。

(一)病因病机

徐福松、莫惠等认为肝经郁热、肝肾不足、脾虚痰阻是主要病机。贾金英等提出,肝郁肾虚血瘀为其主要病机。张越林等主张肾虚精亏,肝失条达,气血失和,瘀血内阻是本病的基本病因。哈荔田指出引起不孕的原因不一,月水不调是要因,脏腑当求肝、脾、肾。吕春英强调肾阳虚肝郁、肾阴虚肝郁、肝郁脾虚是其主要病机。孙跃农等认为主要病机是肝郁气滞、肾阳虚肝郁、肾阴虚肝郁、脾肾阳虚痰湿阻滞、脾虚血瘀。李祥云认为肝郁气滞、肾亏肝旺、气血两虚、痰瘀交阻为主要病机。

(二)诊断标准

世界中医药学会联合会妇科专业委员会制定了该病辨证标准(讨论稿):

1.肝郁气滞

(1)主证:婚久不孕,乳房胀痛,乳汁外溢或挤压而出。

(2)次证:①月经先后无定期,渐至经闭不行;②精神抑郁,时善叹息;③胸闷胁胀;④或少腹胀痛,经期加重;⑤舌质淡红或黯红,苔薄白,脉弦。

2.肝肾不足

(1)主证:婚久不孕,月经稀发量少,甚则经闭,乳汁自溢,带下量少,阴部干燥。

(2)次证:①腰脊酸楚;②头晕目眩;③少寐;④面色晦黯;⑤性欲减

退;⑥五心烦热;⑦舌红,苔少,脉细弦。

3.脾虚痰阻

(1)主证:婚久不孕,形体肥胖,月经稀发,色淡量少,渐至经闭,乳汁自出或挤压而出。

(2)次证:①胸闷痰多;②纳呆腹胀;③便溏;④带下量多;⑤口中淡腻;⑥舌淡胖,边有齿印,苔白腻,脉沉滑。

(三)中医治疗

1.辨证论治

韩百灵对肾阴亏损者用百灵育阴汤:熟地黄 15g,山药 15g,川续断 15g,桑寄生 15g,怀牛膝 15g,山茱萸 15g,白芍 15g,牡蛎 20g,杜仲 15g,海螵蛸 20g,菟丝子 15g,龟甲 20g。

血虚用育阴补血汤:熟地黄 15g,山药 15g,当归 15g,白芍 15g,枸杞子 15g,炙甘草 10g,山茱萸 15g,牡丹皮 15g,龟甲 20g,鳖甲 20g。

肾阳虚用渗湿汤:熟地黄 15g,山药 15g,白术 15g,茯苓 15g,泽泻 10g,枸杞子 15g,巴戟天 15g,菟丝子 15g,肉桂 10g,附子 10g,鹿角胶 15g,补骨脂 15g,陈皮 10g,甘草 10g。

肝郁气滞用调肝理气汤:当归 15g,白芍 15g,柴胡 10g,茯苓 15g,白术 10g,牡丹皮 15g,香附 15g,瓜蒌 15g,怀牛膝 15g,川楝子 15g,王不留行 15g,通草 15g,甘草 10g(皆为韩百灵临床经验方)。

哈荔田认为治疗不孕症应重视肝、脾、肾三脏的调治,分为肝肾亏损、脾肾两虚、肾虚肝热、气滞血瘀、湿热瘀阻、寒湿凝滞 6 种证型辨证施治。罗元恺认为,可分为脾肾阳虚、肝脾郁结两大类型。用肾气丸加白术、炒麦芽(可用至 100g 左右)及逍遥散加郁金、素馨花、鸡内金、生麦芽(用量 100g 左右)、生薏苡仁等,获良效。吕春英治疗高泌乳素血症性不孕 65 例,分为肾阳虚肝郁、肾阴虚肝郁、肝郁脾虚 3 型,方用妇孕Ⅰ号、妇孕Ⅱ号、逍遥散加减效佳。徐福松、莫惠等分为 3 型:肝经郁热证用丹栀逍遥散(《内科摘要》)加减;肝肾不足证用归肾丸(《景岳全书》)加减;脾虚痰阻证用苍附导痰丸(《叶天士女科诊治秘方》)。孙跃农等分 5 型:肝郁气滞型,药用柴胡、当归、白芍、川芎、白术、茯苓、牛膝、鸡血藤、山楂、麦芽、生甘草;肾阳虚肝郁型,药用柴胡、白芍、枳壳、生甘草、当归、仙茅、淫羊藿、鹿角胶、巴戟天、菟丝子、肉苁蓉;肾阴虚肝郁型,药用柴胡、白芍、枳壳、生甘草、山楂、熟地黄、枣皮、怀山药、牡丹皮、地骨皮、女贞子、旱莲草、龟甲;脾肾阳虚痰湿阻滞型,药用白术、茯苓、生甘草、陈皮、半夏、苍术、香附、石菖蒲、木香、砂仁、菟丝子、补骨脂、鹿角霜等;脾虚血瘀型,药用党参、白术、茯苓、生甘草、丹参、当归、白芍、川芎、鸡血藤、牛膝、卷柏。结果:显效 14 例,有效 16 例,无效 6 例,总有效率为 83.33%。杨桂芹等从肝肾论治,药用淫羊藿 30g,枸杞子 20g,山茱萸 15g,柴胡 10g,杭白芍 20g,醋香附 12g,生麦芽 60g,当归 15g,牡丹皮 12g,怀牛膝 30g,甘草 6g。腰膝酸软者加桑寄生、川续断各 20g;烦躁易怒者加郁金、合欢皮各 15g;失眠者加炒酸枣仁、夜交藤各 30g。治疗 30 例,痊愈 14 例,显效 8 例,有效 5 例,无效 3 例,总有效率为 90%。翁雪松等对辨证属痰浊内蕴的 HP,采用化痰泄浊法,同时停服溴隐亭等其他治疗 HP 的药物。药用茯苓(带皮)12g,猪苓 12g,瞿麦 15g,泽泻 12g,车前子 12g,枳实 9g,生大黄 9g,番泻叶 6g,大腹皮 12g,远志 6g,青皮 4.5g,生麦芽 60g(泻下药以患者日排稀软便 2～3 次为度)。结果:治疗 62 例,治愈 25 例,显效 20 例,有效 12 例,无效 5 例,总有效率为 91.94%。何贵翔对 HP 分 3 型:肝肾亏损、肝失条达、肝气上逆,药用熟地黄 10g,怀山药 12g,柴胡 6g,川郁金 10g,制香附 10g,青陈皮 10g,当归 10g,丹参 15g,赤芍 12g,白芍 12g,川牛膝 10g,王不留行 12g,炙甘草 6g,炒麦芽 60g;脾肾不足、气血两亏,药用党参 15g,黄芪 15g,炒白术 10g,炒山药 10g,鹿角片 10g,巴戟天 10g,肉桂 5g,熟地黄 12g,枸杞子 10g,当归身 12g,白芍 15g,炙甘草 6g,川芎 10g,鸡血藤 30g,炒麦芽 60g;阴虚肝旺、气血不足,药用干地黄 10g,怀山药 10g,山茱萸 10g,牡丹皮 10g,丹参 10g,茯苓 10g,泽泻 12g,当归 10g,赤芍 10g,白芍 10g,山栀子 10g,钩藤 10g,党参 12g,白术 10g,炙甘草 6g,炒麦芽 60g。刘云鹏认为求子之道,莫如调经,经病所致的不孕,分 10 型进行论治,10型之中以肝气郁结为多,该型以自拟调经Ⅰ号方(柴胡9g,当归9g,白芍9g,益母草15g,香附12g,郁金9g,川芎9g,甘草3g)加减;酌情辨证调经,分期治疗:经前以理气为主,用自拟调经Ⅰ号方;经期以活血为主,用自拟益母生化汤:当归24g,川芎9g,桃仁9g,甘草6g,姜炭6g,益母草15g;经后以补虚为主,亦随胞脉气血的盛衰,按法调制,常用自拟益五合方:益母草15g,熟地黄15g,当归12g,丹参15g,茺蔚子12g,香附12g,川芎9g,白芍9g,枸杞子15g,覆盆子9g,五味子9g,白术9g,菟丝子15g,车前子9g;李祥云分4型,肝郁气滞用疏肝调经抑乳方(经验方):柴胡、当归、白术、白芍、茯苓、川楝子、赤芍、川芎、丹参、生麦芽、炙甘草;肾亏肝旺用补肾调经抑乳方(经验方):生地黄、熟地黄、当归、白芍、川芎、淫羊藿、巴戟天、山药、川楝子、肉苁蓉、菟丝子、紫石英、制首乌、香附;气血两虚用益气调经抑乳方(经验方):党参、黄芪、白术、白芍、熟地黄、当归、茯苓、枸杞子、陈皮、炙甘草;痰瘀交阻用健脾调经抑乳方(经验方):苍术、白术、天南星、当归、赤芍、茯苓、陈皮、香附、桃仁、红花、柴胡。

　　2.专病专方

　　张秀霞治疗高泌乳素血症40例,服用自拟方(炒麦芽90g,白芍、茯苓、莲须各30g,当归、柴胡各12g,石菖蒲10g)加减,可降催乳素。张思佳自制仙甲冲剂(柴胡、白芍、当归、淫羊藿、穿山甲、牡丹皮、麦芽、茯苓、夏枯草、牛膝等15味中药)与西药对照组比较,两组总有效率比较无统计学意义,两组血清PRL值自身比较均有极显著性差异($P<0.01$),治疗组不良反应发生率明显低于对照组($P<0.01$)。张越林应用中药抑乳胶囊(由鹿角胶、肉苁蓉、威灵仙、郁金等药制成胶囊),通过补肾益精,行气活血,化瘀通经对40例垂体微腺瘤患者进行临床对比观察。结果说明中药抑乳胶囊与瑞士进口药溴隐亭临床疗效基本相同,但中药制剂价格低廉,长期服用未见不良反应,停药后复发率较低。董协栋等用滋肾解郁丸(柴胡9g,白芍6g,枳壳9g,山楂15g,麦芽30g,生地黄90g,山茱萸9g,枸杞子10g,巴戟天10g,菟丝子12g,生甘草6g,

郁金 9g,丹参 12g,淫羊藿 15g,仙茅 10g)治疗 HP2180 例,对照组 1060
例服用溴隐亭片,每日 2 次,早晚各半片,与饭同服,连服 5 个月。治疗
组中治愈 1853 例,显效 185 例,有效 41 例,无效 101 例,总有效率为
95.36%。对照组中治愈 879 例,显效 91 例,有效 26 例,无效 64 例,总
有效率为 93.97%。两组疗效比较 $P>0.05$,说明两组疗效基本相当。
对照组不良反应明显大于治疗组($P<0.01$)。对照组的复发率明显高
于治疗组($P<0.01$)。王为向采用乙癸宝口服液(柴胡、当归、白芍、熟
地黄、紫河车)治疗 HP26 例,于月经周期第 5d 开始服药,连续服用 15d
后停药,在下一个月经周期再用药,连续治疗 2 个月经周期,结果显效
23 例,好转 1 例,无效 2 例,总有效率为 92.3%。吴新华等以清肝袋泡
剂(柴胡、当归、白芍、牡丹皮、栀子、麦芽)治疗 120 例 HP,每次 1 袋
(15g);对照组服溴隐亭(瑞士产),初次剂量 1.25mg,每日 2 次,饭后
30min 服,7d 后加至 5mg/天。均连服 3 个月。治疗组痊愈、好转、无效
分别为 89 例、22 例、9 例;对照组分别为 32 例、6 例、2 例。总有效率前
者为 92.5%,后者为 95.0%($P>0.05$)。对肝气郁结证的改善治疗组较
优($P<0.01$)。单志群等用坤安丸(菟丝子 20g,仙茅、五味子、淫羊藿
各 10g,麦芽 50g)治疗 HP64 例,对照组 15 例服用溴隐亭,1 个月为 1
个疗程,观察 3 个疗程。治疗组和对照组显效分别为 18 例、7 例,好转
37 例、6 例,无效 9 例、2 例。总有效率分别为 86.4%和 87.0%,两组比
较无显著性差异($P>0.05$)。李广文石英毓麟汤:紫石英 15～30g,川
椒 1.5g,川芎 6g,川续断、川牛膝、淫羊藿各 12～15g,菟丝子、枸杞子、
香附各 9g,当归 12～15g,赤芍、白芍各 9g,桂心 6g,牡丹皮 9g。朱小南
善用峻补冲任之品,如鹿角霜、紫河车、巴戟天、淫羊藿等;对气滞不孕
善用苏罗子与路路通,认为二药通气功效卓越,认为经前有胸闷乳胀等
症者,十有六七兼有不孕症,治宜疏解,选方为香附 15g,郁金 15g,白术
10g,当归 15g,白芍 10g,陈皮 15g,茯苓 15g,合欢皮 15g,苏罗子 15g,
路路通 15g,柴胡 7.5g,于经前感觉胸闷乳胀时服用,至经末 1～2d 止。
裘笑梅对肾阳不足,子宫虚寒者用桂仙汤:淫羊藿 15g,仙茅 9g,肉桂末

1.5g(吞),肉苁蓉 9g,巴戟天 9g,紫石英 15g;对肝郁者用蒺麦散:白蒺藜 9g,八月札 9g,大麦芽 12g,青皮 3g,橘核 3g,橘络 3g,蒲公英 9g。王渭川育麟珠:当归 60g,枸杞子 30g,鹿角胶 30g,川芎 30g,白芍 60g,党参 30g,杜仲 30g,巴戟天 30g,淫羊藿 30g,桑寄生 30g,菟丝子 30g,紫河车 60g,鸡血藤膏 120g,共研细末,炼蜜为丸,每日早、中、晚各服 9g。王渭川种子方:鹿角胶 15g,肉苁蓉 12g,枸杞子 12g,巴戟天 12g,柏子仁 9g,杜仲 9g,牛膝 3g,小茴香 9g,桑寄生 15g,菟丝子 15g,覆盆子 24g,淫羊藿 24g。

3.人工周期

程泾认为月经失调有狭义、广义之分,主张以中医周期疗法治疗功能性月经失调,将治疗功能性月经失调常用的调制奇经基本治则,归纳为补肾填精调冲、滋肾养阴调冲等十四法;认为治疗妇科病尤其是功能失调疾病,必须重视调理冲任(督带);常用的奇经药物有:紫石英、当归、紫河车、鳖甲、肉苁蓉、枸杞子、杜仲、山药、丹参、巴戟天、白术、莲子、川芎、附子、香附、甘草、木香、吴茱萸、黄芩、黄柏、鹿含草、鹿茸、郁金、小茴香、川乌、黄芪、三棱、莪术、龙骨、牡蛎等入冲脉;龟甲、紫河车、覆盆子、丹参、鹿茸、白果等入任脉;鹿茸、肉桂、黄芪、枸杞子、羊肾等入督脉;较具代表性的奇经方有:《备急千金要方》小牛角腮;《济阴纲目》茸附汤;王孟英温养奇经方;吴鞠通通补奇经方;张锡纯治冲四汤,即理冲汤、安冲汤、固冲汤、温冲汤。

第四章　不孕症

第一节　不孕症的定义与分类

一、定义

女子婚后夫妇同居 2 年以上，配偶生殖功能正常，未避孕而不受孕；或曾孕育，未避孕而又 2 年以上不再受孕者称为不孕症。

不育与不孕不同。不育是指女方有过妊娠，但均以堕胎、小产、早产、死胎、死产而告终，未得活婴者。现也把男子不能生育称不育。

关于不孕的年限，现在各国未统一。我国中西医在过去均定为 3 年。1984 年国际妇产科联合会将不孕标准改为 2 年。中国中西医结合学会妇产科专业委员会于 1987 年制定不孕的标准是：凡育龄妇女婚后 2 年，夫妇同居，性生活正常，男性生殖功能正常，未避孕而不孕者，称为原发性不孕症。末次妊娠后 2 年未避孕而不孕者，称为继发性不孕症。WHO 定为 1 年。WHO 的定义是指在有规律的不避孕的性生活 1 年后仍不怀孕者。

我国于 1995 年 1 月 1 日正式在全国各级各类中医院实施中华人民共和国中医药行业标准《中医病证诊断疗效标准》，现摘录如下：

1.病名诊断标准

育龄妇女由于肾虚、肝郁、痰湿、血瘀等原因，导致冲任、子宫功能失调,结婚1年以上,或曾孕育后1年以上,夫妇同居,配偶生殖功能正常,而不受孕者,称为不孕症。

2.诊断依据

①育龄妇女结婚1年以上,夫妇同居,配偶生殖功能正常,不避孕而未能受孕者,为原发性不孕。曾有孕产史,继又间隔1年以上不避孕而未怀孕者,称为继发不孕。②排除生殖系统的先天性生理缺陷和畸形。

3.证类诊断标准

①肾阳亏虚:婚后不孕,经行量少色淡,头晕耳鸣,腰酸形寒,小腹冷感,带下清稀,性欲淡漠,有时便溏。舌淡胖,苔白,脉沉细尺弱。②肾阴亏虚:婚后不孕,经行先期,量少色红,五心烦热,咽干口渴,头晕心悸,腰酸腿软。舌红少苔,脉细数。③痰湿内阻:婚后不孕,月经后期,量少色淡,形体肥胖,胸闷口腻。苔白腻,脉弦。④肝气郁滞:婚后不孕,月经不调,量或多或少,色紫红有血块,情志失畅,经前胸闷急躁,乳房作胀,行经少腹疼痛,苔薄白,脉弦。⑤瘀滞胞宫:婚后不孕,经行后期量少,色紫有块,小腹疼痛,临经甚。舌边或有紫斑,苔薄黄,脉弦或涩。

不孕症是全世界共同关注的疑难病证,女性不孕并不是一个独立的疾病,而主要是许多妇产科疾病的一种结局或后遗症。例如先天子宫发育不良、生殖器畸形、月经病、带下病、癥瘕等均可导致不孕。

根据国内一些地区流行病学的调查,不孕症的发生女方因素占50%～60%,男方占30%～40%,双方同时不能孕育占10%。不孕症的发病率世界卫生组织统计各国不尽相同,一般地说,西方国家发病率较我国高。国内按上述标准统计,不孕症发病率10%左右,亦有资料提出不孕症发病率为10%～15%。

二、分类

（一）按夫妇两方面的原因分类

1.女性不孕症

男方检查正常，由女方原因引起的不孕。

2.男性不育症

女方检查正常，由男方原因引起的女方不孕。

3.男女双方性不孕症

由男女双方原因引起的不孕。

（二）按曾否受孕分类

1.原发性不孕

从未受孕。《山海经》称"无子"，《备急千金要方》称"全不产"。

2.继发性不孕

曾有过妊娠，未避孕而又 2 年以上不再受孕。《备急千金要方》称"断绪"。

（三）按预后情况分类

1.绝对性不孕

夫妇一方有先天性或后天性解剖生理缺陷无法矫正而不能受孕。

2.相对性不孕

夫妇一方因某种因素以致生育能力降低，或妨碍受孕而经过治疗后能受孕。

（四）按生理病理特点分类

1.生理性不孕

青春期、哺乳期、月经期等，由于生理特点而不能受孕。

2.病理性不孕

生理功能紊乱、炎症、性病、结核、子宫内膜异位症、肿瘤或其他器质性病变等，由于病理原因而引起的不孕。

（五）按病变属性分类

1.功能性不孕

由于生殖神经内分泌功能失调而不能受孕。

2.器质性不孕

由于器质性病变原因而引起的不孕。

（六）按发病部位、因素分类

1.按发病部位分

卵巢性不孕、宫颈性不孕、子宫性不孕、输卵管性不孕等。

2.按发病因素分

内分泌失调（排卵障碍）、性功能障碍、炎症、肿瘤、免疫、理化、环境及精神心理因素不孕等。

（七）按中医病因病机分类

分为肾虚、肝郁、痰湿、血瘀不孕等。

（八）按先后天原因分类

由于先天性发育异常或遗传性疾病引起的不孕，称为先天性不孕。因后天性功能失调或生殖器官器质性病变所致的不孕，称为后天性不孕。

（九）WHO 女性不育简化调查中诊断分类

1.性功能障碍

诊断标准是性欲异常，性生活次数少（每月≤2 次）。

2.高泌乳素血症

诊断标准是血清泌乳素水平反复升高的患者，并未证实有下丘脑-垂体区病变和无甲状腺功能减退。

3.下丘脑垂体区器质性病变

标准是蝶鞍异常。可能是垂体区或垂体内的肿瘤，包括泌乳素瘤或垂体外病变所导致的压迫，如脑膜瘤或颅咽管瘤。

4.闭经伴高卵泡刺激素

可能出现在原发闭经或继发闭经并提示卵巢衰退,但染色体核型正常。

5.闭经伴有足量内源性雌激素

可发生在原发性或继发性闭经并具有以下情况:①孕酮撤退试验阳性或未做;②雌二醇水平正常。

6.闭经伴有低内源性雌激素

可发生在原发性或继发性闭经任何一种诊断中并具有以下情况:①孕酮撤退试验阴性或未做;②雌二醇水平低;③卵泡刺激素(FSH)正常;④甲状腺功能正常。

7.月经稀发

指有自然月经,出血间隔 36 天至 6 个月之间,且不能列入其他诊断类型。

8.不规则月经和(或)排卵

诊断要求具有下列条件之一:①月经类型不规则;②月经规律或月经稀发,为非持续排卵;③月经类型为月经频发但有持续排卵。

9.无排卵伴有规律月经

条件是月经规律或月经频发伴有持续无排卵。

第5～第 9 项诊断必须伴有排卵功能失调,在没有找到任何病因学诊断时使用,需要具备下列情况:①无药物治疗史;②无全身疾病史;③无环境和职业因素;④无酗酒或使用药物过量;⑤泌乳素水平正常。

10.先天异常

包括染色体核型异常和盆腔检查、子宫-输卵管造影或腹腔镜检查有内生殖道异常。

11.双输卵管阻塞

标准是子宫输卵管造影或腹腔镜检查时证实双侧输卵管阻塞。

12.盆腔粘连

标准是造影提示盆腔粘连但必须由腹腔镜证实。

13.子宫内膜异位症

必须经腹腔镜证实才能诊断,然后按照美国生育学会的分类标准地分类。

14.后天性子宫或宫颈病变

可能由于感染或刮宫术、剖宫产或子宫肌瘤切除术后引起子宫变形。宫颈病变可能由于电烙术、锥形切除或环形活检术等引起。

15.后天性输卵管异常

可能由于子宫输卵管造影或腹腔镜诊断任何一侧输卵管阻塞,或有输卵管异常但无阻塞。

16.后天性卵巢病变

可用双合诊检查(或超声),但必须经腹腔镜证实。

17.生殖器结核

应经子宫内膜活体组织或经血进行豚鼠接种培养而证实后记录此诊断。

18.医源性原因

包括内科(药物)治疗引起的排卵功能失调,诊断需要:排卵状况的结论是持续无排卵或不持续排卵且有阳性药物治疗史。

19.全身性原因

以下各项可以作为诊断条件:①甲状腺功能异常;②有全身性疾病史者,持续无排卵或非持续无排卵;③存在环境或职业的因素;④酗酒或用药过量。

20.不能确立诊断(无腹腔镜检查)

当所有检查均正常但未进行腹腔镜检查,诊断需要有:①足够的阴道性交频率;②规律的月经;③证实持续排卵;④正常泌乳素水平;⑤正常内生殖器;⑥正常子宫腔;⑦双侧输卵管通畅;⑧未进行腹腔镜检查。

21.交媾后试验不正常

仅作为男性或女性任何一方无异常时的诊断。

22.原因不明的不育

除交媾后试验正常外,若排除了上述全部诊断标准可用这一诊断。

第二节 不孕症的中医诊断

不孕症的中医诊断,必须运用四诊的方法来完成。由于本病的特殊性,在诊断过程中,还要根据病情需要,进行必要的实验室检查和一些特殊检查,但是中医药传统研究方法是催生中医药学并伴随其发展的一种与生俱来的方法,是任何先进的医学检测方法都不能替代的,作为基本操作的望、闻、问、切,仍然具有十分重要的临床意义。实践证明,中医传统研究方法是中医药学的生命之根,传统方法促成中医药学术的多元整合,为临床经验的传承和证治思路的拓展提供了平台。

一、四诊要点

四诊是望、闻、问、切4种诊察疾病方法的总称,女性不孕(育)症的中医诊断,其基本方法就是通过望、闻、问、切,收集病情资料,然后四诊合参,根据八纲、脏腑等辨证作出正确的诊断。

(一)问诊

问诊在女性不孕(育)症的四诊中占有十分重要的地位。女性不孕(育)症的问诊,专业性强,涉及面广,因此,在问诊时既要有目的、有重点地询问,又要注意语言技巧,取得患者的信任,获得可靠的病情资料。

问诊是通过询问患者,从而了解其病情和病史。对于女性不孕(育)症来说,除了一般问诊之外,还要详细地了解患者的现病史、过去史、月经史、带下史、婚育史、个人史和家族史等,以便准确地掌握患者的病情。

1.一般问诊

包括年龄、职业、民族、结婚时间等。不同年龄的妇女,由于生理上的差异,在病理上表现各有特点,因此在治疗中也各有侧重。《素问·病机气宜保命集·妇人胎产论》指出:"妇人童幼天癸未行之间,皆属少阴;天癸既行,皆从厥阴论之;天癸已绝,乃属太阴经也。"一般来说,青春期常因肾气未充,易导致月经疾患。中年妇女由于胎产、哺乳,数伤于血,肝肾失养,常出现月经不调、胎前产后诸病。老年妇女脾肾虚衰,易发生经断前后诸证。因此,询问年龄在导致不孕疾病的诊断与治疗上具有一定的参考价值。

2.主诉

主诉应该包括两个要素,即主要病证性质和发生时间。

3.现病史

包括发病原因或诱因,起病缓急,开始有哪些症状,病情的发展过程,曾经做过何种检查,诊断是什么,做过哪些治疗,治疗效果如何,现在有何症状等。

4.既往史

可以按系统回顾的方法逐一进行。主要在于了解与女性不孕(育)症关系比较密切的疾病,有关的诊治经过,包括手术情况、用药情况、疗效如何、对药物有无过敏反应等。

5.月经史

包括月经初潮的年龄,月经周期,持续时间,经量、经色、经质的变化,行经时有无痛处,以及末次月经的时间、性状等。

经期提前,多属血热或气虚;经期错后,多属血虚或寒凝;经期或前或后,多属肝郁或肾虚;若经前或经期小腹疼痛拒按,多属实证;经后腰酸腹痛,按之痛减,多数虚证。胀甚于痛者,多属气滞;痛甚于胀者,多属于血瘀。小腹冷痛喜按,得温痛减,多属虚寒;小腹冷痛拒按,得温痛减,多属寒实。

6.带下史

主要了解带下的量、色、质、气味的变化及其伴随症状,辨别其寒、热、虚、实等。若带下量明显增多,色白清稀,气味腥臭者,多属虚证、寒证;色黄或赤,稠黏臭秽者,多属热证、实证。

7.婚育史

必须问清结婚年龄,配偶健康情况,孕产次数,有无堕胎、小产、难产、死胎、葡萄胎、胎前产后诸病,以及避孕措施等。

8.个人史

包括职业、工作环境、生活习惯、个人嗜好、主要经历等。如久居湿地,或在阴湿环境工作,常为寒湿所侵;偏嗜辛辣,易致血热;家庭不和,常使肝气郁结;经期产后,房事不禁,易致肾气亏损,或感染邪毒。孕前酗酒可引起胎儿"酒精中毒综合征"(生长迟缓,面貌特殊:头过小,眼过小,下颌小,心脏畸形);孕后大量吸烟可致流产、死胎、畸胎、低体重儿及胎儿窘迫等。

9.家族史

主要了解家族中有无遗传性、传染性疾病史,兄弟姐妹中有无类似病史。

(二)望诊

望诊是医生用视觉有目的地观察患者的神色、形态和体征,由此了解患者疾病的部位、性质、轻重等。

1.望神

神是人体生命活动的总称。广义的神,是指整个人体生命活动的外在表现,可以说神就是生命;狭义的神,乃指人体的精神活动,可以说神就是精神。望神应包括:①得神:形色如常,肌肉不削,面色明润含蓄,活动灵敏,精彩内含,炯炯有神,神志不乱,语言动作如常,呼吸调匀;②失神:形羸色败,大肉消削,面色黯晦暴露,活动迟钝,目无精彩,目暗睛迷,神志不清,语言动作失常,呼吸异常;③假神:突然颧赤如妆,目光突然转亮,神志突然转佳,言语清亮,突然能食。

神气不足是轻度失神的表现,常见于虚证患者,是正气不足的缘故。如精神不振,健忘,嗜睡,声低懒言,倦怠乏力,动作迟缓等,多属心脾两亏,或肾阳不足,以致神气不旺。神志异常包括烦躁不安,谵妄神昏,以及癫、狂、痫等精神失常的表现。

2.望面色

面色㿠白者多属气虚、阳虚;兼有面目虚浮者,多为夹痰湿;面色苍白者,多为急性大出血,或气血两虚;面色浮红而颧赤者,多为肺肾阴虚或阴虚血热;面色微黄少泽者,多为血虚、脾虚;面色红润者,多为气血充盛,或血热;面色紫黯者,多为气滞、血瘀,或血寒;面色晦黯者,多为肾气虚、肾阳虚;兼目框黯黑者,多属肝肾亏损。

3.望形态

身体形态的强弱,与五脏功能的盛衰是统一的,主要包括望形体胖瘦、骨肉坚软、身体姿态、动作状态等。一般来说,身体强壮则外强,体内虚弱则外也弱。如体态肥胖多有痰湿或气虚,体形瘦弱多为阴虚火旺。女性成熟之年,月经来潮,胸廓、肩部、臀部丰满,乳房隆起,有腋毛、阴毛生长,躯体有相应的高度,表现出女性具有的体态。否则,月经初潮来迟,或月经不潮,性征发育欠佳,多属肾气亏虚。妊娠之妇,乳房胀大,乳头乳晕着色,孕 4 个月后小腹膨隆,并逐月相应长大。若闭经4~5 个月未显身形者,多属胎萎不长、死胎,或根本未孕。

4.望舌

包括观察舌质、舌形和舌苔。舌为心之苗、脾之外候,苔为胃气所生,因此,脏腑的盛衰、气血的虚实、病邪的深浅,都可以在舌质和舌苔上表现出来。

(1)望舌质:可以诊察脏腑精气的盛衰存亡,从而判断疾病的预后和转归。主要观察舌的颜色、形态的异常。舌淡白,多为虚寒之证;舌红,多属热证,若为久病之人,则多为阴虚;舌绛红,为内热深重或热入营血;舌淡白而胖,多为阳虚;舌瘦红而少津,则为阴虚;舌青紫,或有紫色斑点,多为血瘀之证。舌尖有芒刺,多为心火亢盛;舌边有芒刺,多为肝胆郁火;舌中有芒刺,则为胃肠热盛。

(2)望舌苔:观察舌苔的变化,可以推断病情的变化,有助于了解病位的浅深,津液的存亡。望舌苔,包括望苔色和苔质。白苔为病邪在表,或为寒证,或为湿证;黄苔多主里证、热证,浅黄为热轻,深黄为热重,焦黄为热结;灰黑苔多指病重。病情轻者,舌苔多薄;病情较重,或内有积滞,则舌苔多厚。腻苔多为湿证的征象,白腻为寒湿,黄腻为湿热,腐腻为食积或痰浊内盛。镜面舌(舌无苔)则为阴亏枯竭之象。在望舌苔时,应注意假苔现象,即由于服药或食物等原因而在舌苔上染色,给人一种假象,尤其是在舌苔与疾病不符时更需注意辨别是否为假苔。

5.望性征

从望乳房可以了解发育是否正常,通过观察两侧乳房是否对称、乳房隆起情况、乳头有无溢液、皮肤有无其他改变,可以粗略地了解第二性征是否发育成熟,再进行妇科检查,可以更清楚地了解女性发育状况,对于女性不孕(育)症的诊断具有重要的指导意义。

女子先天性生理缺陷的"五不女"中的"螺"(阴道有螺旋纹、不能性交)、"纹"(先天性阴道狭小或缺如)、"鼓"(处女膜闭锁)、"角"(阴蒂过长、两性畸形)是指女子生殖器先天性发育不良、缺如、闭锁或畸形,可以在望诊过程中了解到。外阴检查,可以了解外阴发育是否正常,有无畸形,阴毛分布茂密或稀疏,阴蒂的大小、长短,外阴有无分泌物、赘生物及其损伤,前庭大腺有无肿大等。生殖器检查,可以了解处女膜是否闭锁,阴道的大小、长短、有无闭锁或膈膜,有无溃疡、出血、瘘孔、肿物,阴道前后壁有无膨出等。通过望性征,可了解患者的生殖器官发育情况。

6.望带下

正常的白带是指妇女阴道内流出的一种黏稠液体,如涕如唾,绵绵不断,津津常润。望带下主要是观察带下的颜色、数量和质地。带下色白量多为脾虚,色黄或赤为有热,清稀如水为肾虚;而色黄质稠,或成脓状,或夹血液,或浑浊如米泔,则多为湿热下注或湿毒内蕴之候。

7.望恶露

恶露量多,色淡,质稀者,多为气虚;色鲜红或紫红,稠黏者,多属血热;色紫黑有块者,多为血瘀。

8.望月经

正常的月经是指妇女每月 1 次的月信,行经时间持续 3～7d,经色多为黯红,开始时色淡,中间逐渐加深,以后又成淡红,不凝结,无血块,不稀不稠,无特殊臭味等。望月经主要是观察月经的颜色、多少和质地。经量多、经色深红、质稠有血块者多为热证;经量多、经色淡红、质地稀薄者,多为气虚;经量少、色黯有块者,多为血瘀;经量时多时少,多属气郁、肾虚。

(三)闻诊

闻诊主要是听患者的声音气息有无异常,闻月经、带下有无特殊气味。听声音,主要是听患者语言气息的高低、强弱、清浊、缓急,有无叹息等。语言低微者,多为气虚;声高气粗者,多为实证;语声重浊者,常见于外感。经、带腥臭者,多为寒湿为患;臭秽者,多属有热毒;腐臭难闻者,多为湿热蕴结或有湿毒。

(四)切诊

切诊包括脉诊和触诊两部分。指医生运用手的触觉,在患者的一定部位进行触、摸、按、压,以了解患者的病情。

1.脉诊

现采用三指定位法,于寸口诊脉。主要体察脉动应指的形象。通过诊察脉象,来辨别病证的部位、性质以及正邪抗争的情况。一般来讲,女子之脉比男子稍弱,略沉而柔,有的尺脉较盛,有的右大于左;正常的经期脉象应为弦滑或滑利,孕脉则为两尺滑利,即"手少阴脉动甚"。脉诊是一种既重要又较难掌握的诊断方法,必须反复实践,细心体会,才能觉察出其中的细微变化,经过长期积累,才会掌握得比较熟练。脉诊可以反映出人体脏腑气血的盛衰、邪正消长的趋势,为辨证施治提供重要依据。

(1)月经脉:①月经常脉:月经将至,或正值月经来潮期间,脉多滑利。②月经病脉:脉缓弱者,多属气虚;脉细而无力或细弱者,多数血虚;脉沉细者,多数肾气虚;脉细数者,多属肾阴虚,或虚热;脉沉细而迟或沉弱者,多属肾阳虚,或虚寒。脉弦者,多属气滞、肝郁;脉涩而有力者,多属血瘀;滑而有力者,多属痰湿与血搏结。脉沉紧者,多属血寒;脉沉迟无力或沉细而迟者,多属虚寒;脉沉紧或濡缓者,多属寒湿凝滞;脉滑数、洪数者,多属血热;脉细数者,多属虚热;脉弦数有力者,多属肝郁化热。

(2)带下脉:脉缓滑者,多属脾虚湿盛;脉沉弱者,多属肾气虚损;脉滑数或弦数者,多属湿热;脉沉紧或濡缓者,多数寒湿。

(3)妊娠脉:①妊娠常脉:妊娠2～3月后,六脉多平和而滑利,按之不绝,尺脉尤甚。②妊娠病脉:若妊娠脉沉细而涩,或两尺弱甚,多数肾气虚衰,冲任不足,易致胎动不安、堕胎等。若妊娠末期脉弦而劲急,或弦细而数,多属肝肾不足,肝阳偏亢,易致妊娠眩晕、妊娠痫证。

(4)临产脉:又称离经脉。六脉浮大而滑,即产时则尺脉转急,如切绳转珠,同时中指本节、中节甚至末端指侧动脉搏动。

(5)产后脉:①产后常脉:脉多见虚缓和平。②产后病脉:若脉浮滑而数,多属阴血未复,虚阳上泛,或外感实邪。脉沉细涩弱者,多属血脱虚损诸证。

2.按诊

按诊是对患者的肌肤、四肢、脘腹以及其他部位,按一定的程序施行触、摸、按、压,以了解该部位的冷热、软硬、有无压痛和痞块或其他异常变化,以推断有无疾病。在女子不孕(育)症的检查中主要为按脘腹和按阴部。按脘腹在于了解小腹有无肿块,查明其位置、大小、形态、质地和活动度,有无压痛,皮肤的润燥、冷热及弹性等。若经行之际,小腹疼痛拒按,多属实;隐痛而喜按,多属虚。诊四肢不温,小腹疼痛,喜热喜按,多属虚寒。若察得小腹内有结块,则为瘕积之病;其结块坚硬,推之不动,按之痛甚者,为血瘀;其结块不硬,推之可移,按之可散者,为气滞。按阴部,即检查生殖器官,主要是检查外生殖器的弹性,有无触痛、硬结、前庭大腺是否肿大;阴道的长度、紧张度、弹性,有无畸形、瘢痕或肿块,穹隆部是否粘连狭窄;宫颈的大小、硬度,有无摇举痛;宫口是否开大、宫口内有无内容物、宫颈有无接触性出血等。通过生殖系统的触诊,可更清楚地了解患者的生殖功能状况,为诊治提供重要依据。若按诊四肢冷凉,多为阳虚、气虚之征;若手足心热,则属阴虚内热之象。若按腿胫凹陷明显,甚或没指者,多属水盛肿胀;按之压痕不显,随手而起者,属气盛肿胀。

二、辨证要点

辨证,就是分析、辨别疾病的证候,是决定治疗方案的前提和依据。女性不孕(育)症的辨证,除了根据女性特点,经、带、胎、产等临床表现的特征作为主要依据外,还应结合全身证候,通过对四诊所获取的症状、体征等资料进行分析,辨证论治。

(一)八纲辨证

阴、阳、表、里、寒、热、虚、实八者,称为"八纲"。八纲辨证就是运用这八个纲进行辨证。各种疾病所表现出来的症状、体征虽然错综复杂,但是,都可以用八纲来分析、归纳,说明病变的部位、疾病的性质、病情的轻重、病变过程中正邪的盛衰等。其中,阴阳是指疾病的类别,表里是指疾病部位的浅深,寒热是指疾病的性质,虚实是指正邪的消长、盛衰。八纲之中,阴阳又被称作总纲,一般来说,表、热、实属阳,里、寒、虚属阴。八纲既是相对的,又是互相密切联系的。如辨别虚实必须与表里寒热相联系,辨别寒热又必须与表里虚实相联系等。疾病的发生与变化,往往不是单纯的,在一定条件下,证候的性质、病情等还会出现不同程度的转变。

表证是指病位浅在肌表的一类证候,具有起病急、病程短的特点;里证是指病位深在于内,如脏腑、气血等的一类证候,久病或病程长者多属里证。寒证是指由寒邪引起,或阳虚阴盛,导致身体的功能与代谢活动衰减、抵抗力下降而出现的证候;热证是指由热邪引起,或阳盛阴虚,表现为身体的功能代谢活动过度亢进的证候。虚证是指人体正气不足,身体抵抗外邪的能力减弱,生理功能减退所表现出来的证候,分别有阴、阳、气、血虚损之不同;实证是指病邪亢盛,正气与邪气抗争激烈,正气犹能抗邪,未至亏损,所反映出来的证候。总之,阳证是指急性的、动的、强实的、兴奋的、向外表的、进行性的、功能亢进的、向上的证候;阴证是指慢性的、静的、虚弱的、抑制的、向内里的、退行性的、功能低下的、向下的证候。八纲辨证是其他各种辨证的基础。

(二)脏腑辨证

脏腑辨证是根据脏腑学说,按证归脏腑、辨别病证的一种辨证方法,是中医辨证体系中的重要组成部分。不同的脏腑具有各自不同的生理功能,一旦功能失常,所反映出来的病理变化和症状、体征具有其特有性,依此,我们可以辨别出某些病证是某个脏腑功能失调的反映。在进行脏腑辨证时必须从整体出发,注意脏腑之间的相互关系。

女性不孕(育)症的脏腑辨证有其特殊性和规律性。肾气虚者:月经初潮较晚,月经先后无定期,经量或多或少,头晕耳鸣,腰膝酸软,小便频数或余沥不净,舌淡红,苔薄白,脉沉弱。肾阳虚:月经过少,经行泄泻,带下清稀量多,畏寒腹冷,腰脊酸痛,性欲减退,夜尿增多,舌淡嫩,苔薄白而润,脉沉迟而弱。肾阴虚者:月经先期,色红,量少或闭经或崩漏,五心烦热,颧红咽干,失眠盗汗,足跟痛,舌质红,或有裂纹,少苔或无苔,脉细数。肝郁气滞者:月经先后无定期,色黯有块,经期腹胀痛,经前乳胀,闭经,精神不舒,善叹息,苔薄,脉弦。肝郁化热者:月经先期,量多,或崩漏,经行吐衄,头晕目眩,口苦咽干,心烦易怒,舌质红,苔薄黄,脉弦数。肝经湿热者:月经过多,经期延长,经色紫黯,有臭味,带下量多,黏稠,有异臭味,胸胁满闷,心烦口苦,小便灼热,大便秽溏,舌质红,苔黄腻,脉弦数。脾气虚弱者:月经先期,量多,经期延长,带下量多,神疲乏力,少动懒言,食后脘胀,舌胖有齿印,脉缓弱。脾虚湿困者:月经后期,或稀发、闭经,或溢乳,形体肥胖,头晕且重,胸脘痞闷,口淡而腻,苔白腻,脉滑缓。心脾两虚者:月经先期、量多,或月经后期、量少,面色萎黄,头昏目眩,心悸气短,纳谷不馨,舌淡,苔白,脉细弱。

（三）气血辨证

气血失调是女性不孕（育）症中常见的发病机制。妇女以血为用，以致身体多处于血分相对不足、气偏有余的状态。正如《灵枢·五音五味》所云："妇人之生，有余于气，不足于血，以其数脱血也。"生理上气血之间相互依存，相互资生。凡伤于血，必影响及气；伤于气，又必累及血，二者之间紧密相关。在病理上，仍要注意区别血病、气病的不同病机。一般地说，寒、湿、热常引起血分病变；情志的变化，又易引起气分病变，病久又会累及血分。

一般来讲，气虚者，月经先期而行，或经期延长，色淡量多，面色㿠白，少气懒言，倦怠少动，舌淡，脉虚缓无力。气滞者，月经过少，月经后期，经行乳胀，经期下腹胀痛，色黯有块，胸胁、小腹胀痛，舌淡红，苔薄，脉弦。血虚者，月经色淡质稀，先后无定期，面色苍白或萎黄，头晕眼花，舌淡红，脉细无力。血寒者，月经后期，量少色淡，痛经，得温则缓，面色不华，形寒肢冷，舌淡，苔白，脉沉。血热者，月经先期，量多色红，经行吐衄，面红，口渴喜冷饮，心中烦热，舌红，苔黄，脉数。血瘀者，月经不调，量少色黯，痛经，有血块，块下痛减，甚或闭经，下腹刺痛，痛有定处，舌质紫黯，或边有瘀点，脉弦或涩。

（四）冲任督带辨证

导致不孕不育的因素有外邪因素、情志因素、生活因素和体质因素。不孕症的病理机转，可概括为三个方面：脏腑功能失常影响冲任为病；气血失调影响冲任为病；直接损伤胞宫影响冲任为病。不孕病机与内科、外科等其他各科病机的不同点，就在于不孕病机必须是损伤冲任（督带）的。在生理上胞宫是通过冲任（督带）和整体经脉联系在一起的，在病理上脏腑功能失常、气血失调等只有损伤了冲任（督带）的功能时，才能导致胞宫失常发生不孕不育。女子冲、任、督三脉皆起于胞中，带脉则环腰一周，络胞而过，四脉均与胞宫有着密切的联系。其中，冲为血海，是气血汇聚之所，人身先天之元气与后天之水谷精气皆汇于冲脉；任脉主一身之阴，凡精、血、津、液都属于任脉总司，为人体妊养之本。督脉总领诸阳经，主一身之阳，维系人身元气。带脉约束诸经，使经脉气血循行保持常度。四脉相互调节与滋养，维持着女性的正常生理功能。无论任何因素影响了其中任何一个方面均会导致机体发生病变，胞胎也无所系，出现妇女经、带、胎、产诸疾。历代医家多是以此立论的。《诸病源候论》论妇人病，凡月水不调候五论、带下候九论、漏下候七论、崩中候五论，全部以损伤冲任立论。《校注妇人良方》称："妇人病有三十六种，皆由冲任劳伤而致，盖冲任之脉为十二经之会海。"《医学源流论》说："凡治妇人，必先明冲任之脉……冲任脉皆起于胞中，上循背里，为经脉之海，此皆血之所从生，而胎之所由系，明于冲任之故，则本源洞悉，而候所生之病，则千条万绪，以可知其所从起。"徐灵胎对奇经病变与妇产科疾病的关系作了高度的论述，认为"经带之疾，全属冲任。"李时珍更明确指出："医不知此，罔探病机。"说明必须突出"冲任损伤"在不孕不育中的核心地位。

综上所述，三种病机不是孤立的，而是相互联系、相互影响的。如脏腑功能失常，可导致气血失调；气血失调，也能使脏腑功能失常；同样直接损伤胞宫，可能导致脏腑功能失常，气血失调。总之，不论何种致病因素损伤了机体，不论病变起于哪个脏腑，是在气还是在血，其病机反应总是整体的，都是损伤了冲任（督带）生理功能才发生不孕不育的。懂得这些，才能从错综复杂的变化中找出病机的关键所在，最后作出比较正确的诊断。

1.冲任虚衰证

症见婚久不孕，月经推迟而至，经色淡红，经量少或经闭不来，孕后胎漏或胎动不安等。

2.冲任不固证

症见月经提早，经水量多，经期延长，甚或崩中漏下，流产，早产，产后恶露不绝，子宫脱垂等。

3.冲脉气逆证

症见孕后恶心呕吐，经期吐血、衄血，经时头痛、眩晕等。

4.寒滞冲任证

症见婚久不孕,孕后腹痛,月经推迟,经水少而来之不畅,经色黯或有血块,经期腹痛,盆腔包块或痛或不痛等。

5.热扰冲任证

症见经期提早或经乱,经色深红而量多,胎漏下血,血色深红,产后发热或恶露不绝等。

6.湿热(热毒)蕴结任、带证

症见带下黄稠,阴中生疮,阴部肿痛,外阴瘙痒,盆腔炎症,产后发热等。

7.督脉亏虚证

症见婚久不孕,腰脊寒冷或腰酸背痛,脑空耳鸣,健忘等。

8.瘀阻冲任证

症见婚久不孕,经行先后不定,经血时多时少或崩中漏下,产后恶露量多如注或淋漓不断,经血紫黯有块,小腹或两少腹部疼痛固定不移,或经行腹痛,异位妊娠,产后腹痛,盆腔癥块等。

三、辨证与辨病相结合

女性不孕(育)症不是一种独立的疾病,主要由多种妇科疾病或全身性疾病所引起的一种结局或后遗症。在导致不孕症的这些疾病中,比较常见的有多囊卵巢综合征、输卵管炎、输卵管阻塞、子宫内膜炎、子宫内膜异位症、宫颈炎、阴道炎等。因此,要弄清女性不孕(育)症的病因,必须通过系统检查,掌握四诊的详细资料,把辨证与辨病结合起来,作出正确的诊断。一般来讲,在这些妇科疾病中,卵巢功能异常可以辨为肾气不足、肾阴亏损、肾阳不足、肝气郁结、肝郁化火、痰湿内蕴,气虚血瘀等证型。输卵管炎和输卵管阻塞可以辨为气滞血瘀、气虚血瘀、寒湿瘀滞、痰浊阻滞、瘀热互结、肾虚血瘀等证型。子宫内膜炎可以辨为气虚血瘀、脾肾阳虚、湿热下注等证型。子宫内膜异位症可以辨为阳虚血瘀、气滞血瘀、寒凝血瘀、瘀热互结、痰瘀互结、肾虚血瘀等证型。宫颈炎可以辨为肾阴亏损、肝郁化火、湿热下注、湿毒壅盛等证型。阴道炎可以辨为肾气虚弱、阴虚火旺、湿热下注、湿毒壅盛等证型。

第三节　不孕症的中医治法

不孕不育症的治疗法则与中医学的其他学科一样,从整体观念出发,辨证论治,着重于治病求本,调整阴阳,恢复机体的正常功能。任何疾病的发生与发展,总是通过若干症状表现出来,然而这些症状只是疾病的一些现象,还不是疾病的本质。只有充分了解疾病的各个方面,进行全面地综合分析,才能透过现象看清本质,找到疾病的根蒂,从而确立相应的治疗方法。具体的治疗方法常常是"谨察阴阳所在调之",应该明确病因、病性、病位,分清标本缓急,因时、因地、因人制宜。在具体治疗用药上,又必须根据人体的生理特点,确定用药时间和给药途径与方法,以期更好地发挥药物疗效,收到理想的治疗结果。

从不孕症总的病机来看,由于妇女素禀不足,房事不节等,常损伤肾气。又由于妇女生理上数伤于血,以致气分偏盛,性情易于波动,常影响于肝。另外饮食失调,忧思不解,劳倦过度,每易损伤脾胃。脏腑为气血生化之源,气靠血养,血赖气行,气血二者互相依存,互相协调,互相为用,妇女在生理上以血为用,且皆易耗血,常使气血处于失调状态。因此,脏腑(尤其肾、肝、脾、胃)功能失常,气血失调,导致冲任损伤,造成不孕。故常用补肾滋肾、疏肝养肝、健脾和胃、调理气血诸法来调补冲任,并作为不孕症治疗的基本大法。

一、内治法

内治法,就是把中医学的辨证论治理论具体地运用于实践之中,选用中药,主要通过内服中药的方法,进行具体的治疗。在实际临床运用中,清朝程国彭提出了著名的治疗八法,即"汗、和、下、消、吐、清、温、补"。这八法拓展开来，又可建立许多治疗方法，所谓"八法之中，百法备焉"。不孕症既具有其他中医学科的一般特征，又有其临床特殊性，所以，在治疗上也就必须灵活运用。女性不孕症的治疗方法，应当根据其生理特点，以调整肾的生理功能为主，辅以调整肝、脾二脏、冲任二脉和胞宫的生理功能，调整气血，使之"阴平阳秘"。女性受孕的机制，主要在于肾气旺盛，精血充足，任通冲盛，月事以时下，两精相搏，合而受孕。正常的月经在受孕方面起着非常重要的作用，而要保持月经正常，就需要各脏腑、经络、胞宫、气血等的相互协调。根据女性不孕症的临床特点，将临床上常用的治疗方法分述如下。

（一）补益肾气法

肾藏精，精化气，肾中精气的盛衰主宰着人体的生长、发育与生殖。先天肾气不足，或房事不节、大病旧病、反复流产损伤肾气，或高龄，肾气渐虚。肾气虚，则冲任虚衰不能摄精成孕，或月经不调或停经，经量或多或少，色黯；腰膝酸软，精神疲倦，头晕耳鸣，小便清长；舌淡、苔薄，脉沉细，两尺尤甚。治宜平补肾气。常用的代表方剂有寿胎丸、归肾丸、肾气丸等。

（二）温补肾阳法

肾为先天之本，胞脉系于肾，是人体生长、发育、生殖的根本。"益火之源，以消阴翳"是指寒证若属阳虚阴盛，那么，就应当温补肾阳，参以填精，使阳有所附，阴得温化，阴阳协调。这是治疗女性不孕不育症的常用方法。肾阳衰弱，气化失常，可见婚久不孕不育，形寒肢冷，精神疲惫，腰膝酸软，小腹发冷，小便清长，夜尿增多，大便溏薄，初潮迟至，月经后期，量少色淡，或有闭经，性欲淡漠，带下清稀，量多色白等。肾阳不足，则上不能温煦脾阳，下不能温养胞脉，治宜温阳补肾。常用的代表方剂有右归丸、右归饮、温胞饮、温冲汤等。若肾阳衰微，不能温化水湿，气化不利，水湿停留，则应当在温阳的基础上适当配伍利水之品以消除水邪。

（三）滋补肾阴法

肾主藏精,对"天癸"的成熟和冲任二脉的通盛,有着极为重要的作用。肾阴受损,阴不敛阳,导致阳失潜藏,出现阴虚阳亢者,治疗当以"壮水之主,以制阳光"。这是治疗女性不孕不育症的一种主要治疗大法。肾阴亏损,精血不足,可见婚久不孕不育,头晕目眩,腰腿酸软,形体消瘦,五心烦热,口干咽燥,颧红唇赤,午后潮热,月经先期,量少色鲜红,或有闭经等。肾阴不足,则冲任失养,血海不足,治宜滋阴补肾,常用的代表方剂有左归丸、左归饮、六味地黄丸等。若阴虚内热,热伏冲任,迫血妄行,则宜滋阴清热为主,方选知柏地黄丸、大补阴丸,使相火得清,真阴得补。若肾中阴阳俱虚,则宜阴阳双补,正所谓"善补阳者,必于阴中求阳,则阳得阴助而生化无穷;善补阴者,必于阳中求阴,则阴得阳升而源泉不竭"。

（四）疏肝养血法

肝藏血,主疏泄,性喜条达,全身血液的贮藏与调节以及筋脉、关节的濡养,皆有赖于肝。冲为血海,是气血汇聚之所,人身的先天之元气与后天水谷之精气皆汇于冲脉,对女性生理的发育与生殖功能起着重要的作用,而冲脉又附于肝。任脉主一身之阴,凡精、血、津液都属任脉总司。情志内伤,肝气郁结,可见婚久不孕不育,精神抑郁,烦躁易怒,善叹息,食少,经前胸胁、乳房、小腹胀痛,月经先后不定,经行不畅,量少色黯,或有血块,伴有痛经等。治宜疏肝养血,常用的代表方剂有开郁种玉汤、逍遥散、柴胡疏肝散等。对于肝郁化火,则宜疏肝清热,方选丹栀逍遥散,以清肝经血虚郁热。若肝肾阴亏,血燥气郁,则宜滋阴疏肝,方选一贯煎,以疏肝理气,滋阴泄热。选药忌用辛温香燥之品,以免劫津伤阴,导致肝血愈亏。

（五）健脾养血法

脾胃为后天之本,气血生化之源,人体五脏六腑、四肢百骸,皆赖脾胃。冲脉隶属于阳明,精气充足,气血充沛,则利于孕育。脾胃有益气、生血、统血、运化之功能。脾胃虚弱,无养胞脉,可见婚久不孕不育,面色萎黄,四肢倦怠,食少失眠,心悸盗汗,月经过少,或闭经,或者崩中漏下等。治宜健脾养血,常用的代表方剂有归脾汤、十全大补汤等。若脾阳虚弱,无以温煦,运化无权,则宜温运脾阳,方选理中丸、实脾饮,以温阳建中。本证之用药不宜过于滋腻、克伐,以免损伤脾胃正气,导致运化功能失常,变生他病。

(六)调理气血法

气血是维持人体生命活动的基本物质与动力,借经络运行全身,循环不息,维系着人体正常的生理活动。妇女以血为本,经、带、胎、产全赖精血充足,任通冲盛。气血两虚,冲任失调,可见婚久不孕不育,面色苍白或萎黄,唇色淡红,头晕眼花,少气倦怠,月经过多,经血色淡质薄,经期延长,甚或闭经等。气血不足,则冲任受损,胞宫失养,治宜益气养血,常用的代表方剂有八珍汤、人参养荣汤等。如以血虚为主,则宜补气生血,方选当归补血汤合四物汤。以使气血调顺,则五脏安和,经脉通畅,胞宫得养。应选用燥性小的药物,免伤精血。

(七)活血化瘀法

气血的运行,保持着相互对立,相互依存的关系。气属阳,是动力;血属阴,是物质。血液在经脉之中,之所以能周而不息地运行于全身,皆有赖于气的作用。气行则血行,气滞则血瘀,正所谓"气为血之帅"。但是,气又必须依赖营血,才能发挥作用。即血液营养组织器官而产生功能活动,而功能的正常活动又推动了血液的运行。气机不畅,瘀阻胞宫,可见婚久不孕不育,情绪不稳定,皮肤干涩,胸闷烦躁,少腹刺痛,月经量少,经行不畅,色黑有块,痛经,块下痛减,或淋漓不净等。治宜活血化瘀。常用的代表方剂有少腹逐瘀汤、桃红四物汤、血府逐瘀汤等。活血化瘀的目的在于使气血调和,任通冲盛,所以,用药不可过于耗散,以免损伤气血。

(八)温经散寒法

寒主收引,其性凝滞,寒为阴邪,易伤阳气,阳气受损,失去了正常的温煦气化作用,可出现脏腑功能减退的寒证。寒凝血瘀,冲任不畅,可见婚久不孕不育,面色不华,唇口干燥,畏寒便溏,少腹冷痛,得热则舒,按之痛减,经行后期,量少、色黯有块等。寒入胞脉,则气血不畅,冲任受阻,治宜温经散寒。常用的代表方剂有温经汤、生化汤、少腹逐瘀汤、艾附暖宫丸等。若冲任虚损,不能统摄血脉,阴血不能内守,则宜养血调经,安胎止漏,方选胶艾汤,以标本兼顾,塞流澄源。

(九)燥湿化痰法

湿为阴邪,重浊黏滞,阻碍气机,病情缠绵,病程较长。湿困脾胃,中阳不振,脾不健运,湿聚成痰。痰在体内,随气升降,无处不到,变生诸症。痰湿内蕴,冲任受阻,可见婚久不孕不育,面色㿠白虚浮,形体肥胖,精神困倦,头晕心悸,胸闷泛恶,性欲淡漠,月经后期,量少色淡质稀,甚或月经稀发等。治宜燥湿化痰。常用的代表方剂有启宫丸、苍附导痰丸、实脾饮等。若兼经闭不行,小腹痛而拒按,则宜配伍活血化瘀,方如失笑散,以化瘀止痛。因为湿邪易于阻碍气机,所以,在用药时宜配伍理气之品,使气机调畅,湿邪易去,可收事半功倍之效。

(十)调理冲任督带法

冲任督带,尤其是冲任二脉,不仅与女性经、带、胎、产、乳生理活动密切相关,而且是在导致不孕疾病的发病机制中占有重要地位的两条经脉。徐灵胎《医学源流论》将其总结、升华到"凡治妇人……必先明冲任之脉……此皆血之所从生,而胎之所有系,明于冲任之故,则本源洞悉,而后所生之病,则千条万绪,已可知其所从起"的高度。宋代陈自明所著的《妇人大全良方》,是中国第一部妇产科综合性的医籍。陈自明在《妇人大全良方·引博济方论》中指出:"故妇人病有三十六种,皆由冲任劳损而致。"把冲任学说作为诊断妇科疾病的纲领。后代医家多沿袭这一学说,成为妇科病,尤其是不孕症治疗的准则。

然而,由于本草学归经理论以及方剂学的功效作用均极少涉足冲任督带经脉作用部位的缘故,也因为有关"肾为冲任之本""肝藏血,主疏泄,司血海""治肝、脾、肾即是治冲任"等学术的影响,至今调治冲任督带治法尚未完整地独立形成,正在深入研究及逐步完善,目前对冲任督带病位的治疗,不少医家仍依附于肝、脾、肾施治。如冲任不固者,常以补肾固冲、健脾固冲法治之;冲任失调者,以疏肝调之;督脉虚寒者,以温肾助阳法治之;带脉失约之属虚者,又常用健脾摄带法治之,等等。尽管如此,古今仍有不少医家,对如何调治冲任督带进行了深入研究,并结合临床实践,总结出了调治冲任督带的宝贵经验,丰富了冲任督带理论。

1.奇经八脉的病机变化

韩冰对奇经八脉源流进行了一次极为全面系统的理论总结,并有许多独到的见解,撰《奇经八脉源流考略》论文公开发表,将奇经八脉的病机变化归纳为三点:①八脉自病,因先天因素或病邪直接侵犯八脉而致。②脏腑病变累及奇经,因某脏腑功能失常或整体失调,影响奇经而发病。③八脉病变累及脏腑,由于奇经之病,常常影响与之相关联的脏腑而致其功能失常。

2.奇经八脉辨证的原则

著名中医妇科学家韩冰将奇经八脉辨证的原则总结为:①久病不愈,当辨奇经。②疑难重症,参诸奇经。③详察病位,循经辨证。④审视整体,结合奇经。

临床中不可偏执一端,务要注意在整体观的统领下,参诸阴阳、气血、脏腑、经络,详审发病之因、病势之机,才可获得良效。

总之,各种致病因素使奇经八脉受损,可表现为奇经八脉循行部位及独特生理功能出现一系列病理表现。由于八脉间互相联系、互相影响,因此奇经病变常具有见症繁多,病情复杂,一症多因等特点。既有本经之病,又有相关密切的奇经与脏腑合病或并病,临证应细加分辨。

3.当以血肉充养,取其通补奇经

在奇经八脉方面有突出贡献者当首推叶天士,他注意到奇经与脏腑间的密切关系,把肝肾和奇经八脉理论密切结合起来,在《临证指南医案》中曰:"肝肾下病,必留连及奇经八脉,不知此旨,宜乎无功。"认为奇经病多由阴精暗耗,精血内亏,下元衰惫,以致八脉交伤或空乏无力,不司职守而成。病变根源多责之于下焦肝肾亏损。这是因为督脉与足太阳、足少阳相通而络属于肾，带脉则从督脉、足太阳分出，阳跷、阳维亦与足太阳相通，任脉、冲脉、阴跷、阴维则与足少阴相通。同时，督脉又与任脉相通，与肝经会于头部，所以叶天士曰："奇经之脉，隶于肝肾为多。"他认为："凡冲气攻痛，从背而上者，系督脉为病，治在少阴，从腹而上者，治在厥阴，系冲任为病，或填补阳明，此治病之宗旨也。"然而在补肝肾之品中，常配伍一些血肉有情之品，如鹿角、鹿茸、龟甲、阿胶之类及牛、猪、羊的骨髓，紫河车，人乳等，作为"填髓充液"之品。并指出："草木药饵，总属无情，不能治精血之惫，故无效，当以血肉充养，取其通补奇经。"在治法立方上，叶天士也有许多独到之处，他云："奇经为病，通因一法，为古贤之定例。""通"是指通其脉络而言。因为病在经络，非通不能入脉，非通无以流畅气血，通的目的是"务在气血调和，病必痊愈"。与一般常法"虚则补之"不同。通补结合是补法用于奇经病的一个特殊规律。叶天士还创造性地提出了"奇络病"的概念，认为奇经与脉络关系密切，"通络兼入奇经"。他讲："经几年宿病，病必在络""久发、频发之恙必伤及络"。叶天士提出了"八脉失调""奇脉不固""八脉空虚"的诊断，并采用"宣通奇脉""镇固奇脉""填补下焦""辛润通络""虫类通络"等治法。在《临证指南医案》有关妇科疾病的论治中，叶天士特别重视奇经，充分强调冲任两脉在妇科疾病，尤其在不孕不育中的重要作用，曰："血海者，即冲脉也，男子藏精，女子系胞，不孕，经不调，冲脉病也。"又曰："冲任二脉损伤，经漏经年不痊。"及"产后淋带，都是冲任奇经内怯。""产育频多，冲任脉虚"等。治则多用固补冲任，镇固奇脉等法。

4.入奇经药物

叶天士在《临证指南医案·产后门》按语中，归纳了四味引经药："冲脉为病，用紫石英以为镇逆；任脉为病，用龟甲以为静摄；督脉为病，用鹿角以为温煦；带脉为病，用当归以为宣补。"总之，创造性地扩大了奇经病的治疗范围，在辨证立法、处方用药上独具匠心。

有关入奇经之药物,清代严西亭等合著的《得配本草》一书中,专门附有奇经药考1篇,列有43味入奇经的药物,并进行了归经分类。其中入冲脉的药有龟甲、丹参等,入督脉的药有附子、肉桂、细辛、鹿茸、藁本、黄芪等,入带脉的药有当归、白芍、续断、龙骨、艾叶、升麻等,入阳维经的药有桂枝等,入跷脉经的药有穿山甲、肉桂、虎骨等。并曰:"泽兰调病伤,入八脉。茴香、马鞭草、秋葵子等特入奇经。"这些论述对奇经八脉理论在临床辨证治疗,立法选药,提供了理论根据。

5.入奇经方剂

从春雨《中医妇科临床经验选》,在归属冲任病机的基础上,提出了相应的治疗方药。

(1)冲任虚衰证:代表方剂有大补元煎(《景岳全书》)、归肾丸(《景岳全书》)、寿胎丸(《医学衷中参西录》)。

(2)冲任不固证:代表方剂有固冲汤(《医学衷中参西录》)、安冲汤(《医学衷中参西录》)、补肾固冲丸(《中医学新编》)、鹿角菟丝子丸(《中医妇科治疗学》)。

(3)冲任虚寒证:代表方剂有温经汤(《金匮要略》)、温肾调气汤(《中医妇科治疗学》)、育孕汤(《中医症状鉴别诊断学》)、补肾养血汤(《中医症状鉴别诊断学》)、当归建中汤(《千金翼方》)。

(4)冲任实寒证:代表方剂有少腹逐瘀汤(《医林改错》)、温经汤(《妇人大全良方》)、缩宫逐瘀汤(《中医症状鉴别诊断学》)。

(5)冲任虚热证:代表方剂有两地汤(《傅青主女科》)、加减一阴煎(《景岳全书》)。

(6)冲任实热证:代表方剂有清经散(《傅青主女科》)、保阴煎(《景岳全书》)、清热固经汤(《简明中医妇科学》)、清肝引经汤(《中医妇科学》第四版教材)、解毒活血汤(《医林改错》)。

(十一)调养胞宫法

中医胞宫的概念不单指子宫,它包括了西医学的子宫和附件。胞宫受病可直接影响女性的生殖生理,所以调养胞宫是治疗妇科疾病,尤其是不孕症的重要措施。

胞宫的生理活动,是以脏腑、血气、经络的功能活动为基础的,一方面,通过调理脏腑、血气、经络可达到调制胞宫之目的;另一方面直接调治胞宫,也是当今医家重视和善用的有效方法。根据胞宫与脏腑、血气、经络的相互关系,以及导致胞宫功能失常的主要机制,将调治胞宫的主要治法归纳如下。

1.温肾暖宫

适用于因胞宫虚寒所致的不孕症等。因肾为元气之根,有温煦胞宫之职,故温肾以暖宫为常法。可选紫石英、附子、肉桂、艾叶、蛇床子等,方选艾附暖宫丸、温胞饮等。

2.补肾育宫

适用于先天禀赋不足,子宫发育幼稚,或因产伤直损,或因肾—天癸—冲任—胞宫生殖轴功能紊乱,子宫受累,过早萎缩,导致的不孕症等。治宜补肾益阴或滋肾填精以育宫。辨证酌情选用熟地黄、制首乌、菟丝子、枸杞子、肉苁蓉、紫河车、覆盆子、鹿角胶、鹿茸等。方选加减苁蓉菟丝子丸、五子衍宗丸等。

3.补血益宫

适用于产伤失血过多或哺乳过长耗血,血虚胞宫失养,或发育不良或闭经日久,以致子宫萎缩,导致的不孕症等。治宜补血养胞。药选枸杞子、覆盆子、当归、熟地黄、白芍、阿胶等,方选四二五合方等。

4.补肾固胞

适用于肾气不足,系胞无力,子宫位置下移,导致子宫脱垂,不利于孕育等。因"胞络者系于肾",肾主系胞,故治宜补肾固脱。方选大补元煎、寿胎丸等。

5.益气举胞

适用于因产伤或产后操劳过度,劳则气耗,"气下冲则令阴挺出",导致的子宫脱垂。子宫脱垂则不利于孕育。脾主升清,故治宜益气升阳,托举子宫。方选补中益气汤、益气升提汤、升麻汤等。

6.逐瘀荡胞

适用于瘀阻胞宫导致的不孕症等。胞宫者,奇恒之府,"藏而不泻",其"藏"意在不藏恶物如瘀血浊液类也。若瘀阻胞宫,不能行使其正常功能活动,便可发生经、孕、产、杂诸证。治宜逐瘀荡胞。药选益母草、三棱、莪术、桃仁、红花、丹参、大黄、水蛭等。方选桂枝茯苓丸、生化汤、桃红四物汤等。

7.泻热清胞

适用于胞内蕴热导致的不孕症等。无论血热、湿热、热毒、瘀热诸邪直犯胞宫,发生经、带、胎、产、杂诸证,治宜泻热清胞。药选黄柏、黄芩、牡丹皮、赤芍、红藤、败酱草、马齿苋、连翘等。方选清经散、清热固经汤等。

8.散寒温胞

适用于胞内蕴寒导致的不孕症等。无论外寒或阳虚阴寒内盛,犯及胞宫,导致不孕症、癥积、痛经等,治宜散寒温胞。药选肉桂、桂枝、吴茱萸、干姜、小茴香、乌药等。方选温经汤、少腹逐瘀汤、艾附暖宫丸等。

二、外治法

人体是一个有机的整体,以五脏为中心,通过经络的联络作用实现生理上的相互联系,共同完成人体统一的功能活动。在发生病变的时候,脏腑的功能失常,亦可以通过经络反映于体表、组织和器官;体表、组织、器官发生疾病,也可以通过经络影响其所属的脏腑。所以在不孕症的治疗中,常常使用外治法。

外治的方法有很多,一般多为选用药物、手法或配合适当的医疗器械,作用于体表或相关部位,达到治疗的目的。其治疗不孕症常用方法如下。

(一)外阴熏洗

即以煎取的药液对患部进行熏蒸、洗涤或坐浴的方法,主要用于外阴病变,如瘙痒、湿疹、肿胀、溃疡等。

使用方法:将所用药物包煎,必须煮沸 20～30min 后方可外用。同时将药水倾入专用盆内,乘热熏洗患部,先熏后洗,待温度适中可以洗涤外阴或坐盆,每次 10min。溃疡者不浸洗。7d 为 1 个疗程,每日 1剂,煎 2 次,分早、晚熏洗。

(二)阴道冲洗

即用药水冲洗阴道、外阴的方法,主要用于阴道及宫颈的病变,如滴虫性阴道炎、真菌性阴道炎、非特异性阴道炎、急慢性宫颈炎(糜烂)等。阴道红肿焮热者慎用此法。若有破溃,伴发热、腹痛者,一般禁用此法。

使用方法:将所用药物包煎,煮沸 20～30min,待药水温度适宜时,置阴道冲洗器内进行冲洗。7d 为 1 个疗程,每日 1 剂,煎 2 次,分早、晚冲洗。坐盆洗者每次 5～10min。

(三)阴道纳药

系将药物纳入阴道中,使之直接作用于阴道、宫颈外口等部位的方法,以达到解毒杀虫、除湿止痒、祛腐生肌、收缩子宫等目的。常用于阴痒、带下量多等病证,包括阴道炎、子宫颈糜烂和肥大、宫颈癌、子宫脱垂等。禁忌同阴道冲洗法。

使用方法:纳药可有栓剂、涂剂、膏剂、粉剂、片剂、丸剂等不同剂型。一般涂剂、粉剂、膏剂及宫颈上药等,应由医务人员进行操作;若为栓剂、片剂、胶囊等,可嘱患者于清洁外阴后自行纳入。

(四)肛门导入

即将中药栓剂纳入肛中,或以浓煎剂保留灌肠,以达到润肠通腑、清热解毒、活血化瘀目的的方法。适用于产褥感染之发热腑实证、阴吹证,以及邪毒蕴结下焦、气滞血瘀所致之癥块、慢性盆腔炎、慢性盆腔瘀血症等。

使用方法:若为中药保留灌肠,宜用浓煎剂约 100mL,药温不超过37℃,一次性倾入肛管,管插深度在 14cm 左右,一般每日 1 次,7～10次为 1 个疗程。经期停用,孕妇禁用。如为栓剂,可嘱患者于每晚临睡前自行纳入肛中。

使用肛门导入法，须在排空二便或清洗灌肠后进行，给药后宜卧床30min，以利保留。

(五)贴敷法

即将外治用药的水剂或制成的散剂、膏剂、糊剂，直接或用无菌纱布贴敷于患处等，以达到解毒消肿、散寒止痛、利尿通淋或托毒生肌等治疗作用的方法。常用于乳痈、外阴炎、外阴白色病变及盆腔包块、痛经等。

使用方法：可按需要将药物制成膏剂、粉剂、糊剂，或取鲜药捣烂如泥敷贴于患部或穴位。例如坤宝毓麟膏(自拟)：淫羊藿，巴戟天，益母草，蜈蚣，香附等药物与香油、樟丹，按适当比例配合做成硬膏，摊于布上，每张重30g，贴于脐部，7d换1次，28d为1个疗程。临床观察本膏不仅对不孕症有较好疗效，而且对因肾阳虚、血瘀所致的各种妇科病均有较好疗效。

(六)热熨疗法

系将药物加工并加热后敷贴患部，借助药力及热力的作用，使局部气血流畅，以达到活血化瘀、消肿止痛，或温经通络目的的方法。常用于寒凝气滞型输卵管阻塞或子宫内膜异位症而导致的不孕症。

使用方法：将药物切碎，或为粗末，以布包扎或置入布袋，封口，隔水蒸热15min，敷于患部或穴位，待药凉后再蒸热反复使用。每日1～2次，每次30～60min。

使用热熨法应注意勿灼伤皮肤。

(七)腐蚀法

即用药物腐蚀患部，以祛腐生新为治疗目的的方法。可用于子宫颈糜烂、宫颈肥大及早期宫颈癌。

使用方法：视患部面积的大小及深浅程度不同，将药物制成不同剂型，按操作程序上药。切勿使患部周围的黏膜、皮肤触及腐蚀药物。

（八）宫腔注入法

系将中药制成注射剂，常规消毒外阴、阴道、宫颈后，将药剂注入宫腔和（或）输卵管腔内，以了解输卵管畅通情况，或治疗宫腔及输卵管粘连、阻塞造成的不孕症等。

使用方法：常规消毒外阴、阴道、宫颈后，将药液通过消毒好的器械，加适当的压力推注至宫腔和（或）输卵管内。药量为 20～30mL，注射时观察有无阻力、药液回流，患者有无腹痛等情况。本法应在月经干净 3～7d 内进行。

（九）药物离子导入法

系运用药液，借用药物离子导入仪的直流电场作用，将药物离子经皮肤或黏膜导入胞中或阴道，以达到清热解毒、活血化瘀、软坚散结之目的。常用于慢性盆腔炎、癥瘕、外阴炎及妇科手术后腹膜粘连等。

使用方法：电极置于外阴（阳极）及腰骶部（阴极），药液从阳极导入，电流为 5～10mA，持续 20min，每日 1 次。

（十）针灸疗法

针灸治疗不孕症不仅历史悠久，而且疗效较好。如笔者采用自拟针刺疗法（月经第 5～第 9d 针刺脾俞、肾俞、气海、三阴交、足三里、内关、期门。月经先期加刺太冲、太溪，月经后期甚至闭经加刺血海、归来，月经先后无定期加刺交信。月经第 12～第 15d 针刺肾俞、命门、中极、血海、行间、子宫）。治疗无排卵所致不孕症 106 例，结果妊娠41 例。

（十一）推拿按摩疗法

如沿任脉上下按摩。患者仰卧位，医生以手掌起于神阙穴，向下，逐个按摩神阙、气海、关元、天枢、四满、归来、子宫等穴，每穴按摩1min，每日 2 次。具有疏经通络之功效。

第五章　妇科杂病

第一节　子宫脱垂

一、概述

子宫脱垂是妇科的一种常见病。子宫从正常位置沿阴道下降，宫颈外口达坐骨棘水平以下，甚至子宫全部脱出于阴道口以外，称为子宫脱垂。子宫脱垂常合并有阴道前壁和后壁膨出，患者自觉会阴处有下坠感，阴道有肿物脱出。根据脱垂的程度可分为3度。Ⅰ度：轻型为宫颈外口距处女膜缘＜4cm，未达处女膜缘；重型为宫颈外口已达处女膜缘，未超出该缘，检查时在阴道口可见宫颈。Ⅱ度：轻型为宫颈已脱出阴道口，宫体仍在阴道内；重型为宫颈及部分宫体已脱出于阴道口。Ⅲ度：宫颈及宫体全部脱出于阴道口外。Ⅰ度患者多无自觉症状，Ⅱ、Ⅲ度患者常有不同程度的腰骶部疼痛或下坠感，Ⅱ度患者腹压增加时有块状物自阴道口脱出，平卧休息后可消失，Ⅲ度患者休息后也不能回缩，须用手还纳。

中医称本病为"阴挺""阴挺下脱""阴脱"等。根据其突出形态的不同而有"阴菌""阴痔""阴㿗""阴癫"等名称。宋代以后对发生于产后之子宫全部脱出者称为"产肠不收""子肠不收"，以示脱垂有轻重之别。中医认为其主要病因为分娩所伤、素体不足、劳力过度、年老体虚等；主要病机以"虚"为本,因虚而致陷,因陷而致脱。因脾主肌肉,其气主升,而胞络者又系于肾,故胞络弛缓无力,当责之于脾,或责之于肾,或见脾肾两虚。子宫脱垂之后,若感染湿热病虫,可生他变,以致虚实夹杂,久病难愈。治疗应本《黄帝内经》"虚者补之,陷者举之,脱者固之"的原则,治疗以补中益气、升阳举陷、补肾固脱为主。

二、辨证论治

1.气虚

主证:阴挺下脱,或伴阴道壁膨出,阴中滞碍坠胀,卧则内收,劳则病进,甚则阴挺脱出不收,伴神疲乏力,气短懒言,小腹下坠,面色少华,小便频数或失禁,或二便秘涩难解,或带下量多、色白、质稀,舌淡胖,苔薄白,脉虚细。

治法:补气升提。

例方:补中益气汤(《脾胃论》)加味。

用药:黄芪,党参,当归,白术,升麻,柴胡,川续断,金樱子,炙甘草,枳壳。

加减:若腰酸胀痛,加杜仲、桑寄生;若带下量多,色白质稀者,酌加山药、芡实、桑螵蛸以止带固脱。

2.肾虚

主证:阴挺下脱,腰脊酸楚,头晕耳鸣,小腹下坠,小便频数,夜间尤甚,舌淡红,苔薄白,脉沉细。

治法:补肾固脱。

例方:大补元煎(《景岳全书》)加味。

用药:当归,熟地黄,人参,杜仲,山茱萸,枸杞子,金樱子,芡实,鹿角胶,紫河车,炙甘草,山药,升麻,枳壳。

加减:若畏寒肢冷,加补骨脂、肉桂、鹿角霜温阳固涩。

3.湿热下注

主证:阴挺下脱,带下增多、色黄、质稠、气臭,或溃烂渗液,伴口苦口干,发热甚或尿频,尿痛,舌质红,苔黄或黄腻,脉弦数;或脱出的子宫表面红肿,肛门肿痛,小便黄赤。

治法:清热利湿(以先治标为急)。

例方:龙胆泻肝汤(《医宗金鉴》)合五味消毒饮(《医宗金鉴》)。

用药:龙胆草,山栀,黄芩,车前子,木通,泽泻,生地黄,当归,柴胡,蒲公英,金银花,野菊花,紫花地丁,天葵子,甘草。

三、单验方

(1)升陷汤:柴胡、升麻、知母各15g,黄芪60g,桔梗20g,党参60g(重者),红参15g(另炖后兑入)。水煎服,每日1剂。益气升提,适用于气虚型。

(2)升提散:枳壳、茺蔚子各15g水煎,加糖适量,每日1剂,30d为1个疗程。补气养血,升提胞宫,用于气虚型阴挺。

(3)阴挺方:党参、炒升麻、桑寄生各30g,鸡血藤18g,生黄芪60g,槟榔10g,红藤、蒲公英、板蓝根各24g,琥珀末6g,水煎,每日1剂。补气利湿,用于气虚夹湿型阴挺。

(4)熏洗方:麻黄、小茴香各6g,炒枳壳12g,透骨草、五倍子各9g。上药布包,温水浸泡15min后,煎数沸,趁热先熏后洗,然后将子宫脱出部分轻轻还纳,卧床休息。

(5)生黄芪30g,党参15g,升麻、地骨皮、石榴皮各4.5g,白术、枳实各12g,益母草24g。连服10剂,停药1d再服,如此服60剂。

四、中成药

1.十全大补丸

组成:党参,白术(炒),茯苓,甘草(蜜炙),当归,川芎,白芍(酒炒),熟地黄,黄芪(蜜炙),肉桂。

主治:补气养血。用于气血两虚而致子宫脱垂者。

用法:口服,每次 6g(30 粒),每日 2～3 次。

规格:360 粒/瓶。

2.补中益气丸

组成:黄芪,白术,陈皮,人参,柴胡,升麻,当归,炙甘草。

主治:补气摄血固冲。用于气血虚弱之子宫脱垂。

用法:每次 1 丸(9g),每日 2～3 次,用艾叶 12g 为引子,煎汤送服,或煎姜、枣汤送服。

规格:大蜜丸每丸重 9g。

3.龙胆泻肝丸

组成:龙胆草,黄芩,栀子,泽泻,木通,车前子,生地黄,当归,柴胡,甘草。

主治:泻肝胆实火,清下焦湿热。用于湿热型子宫脱垂者。

用法:口服,每次 6g,每日 2～3 次。

规格:3g/袋×10 袋/盒。

第二节　子宫内膜异位症

一、概述

子宫内膜异位症(简称内异症),系指有生长功能的子宫内膜组织出现在子宫腔被覆黏膜以外的身体其他部位,这些异位的子宫内膜组织在卵巢激素的变化影响下发生周期性出血,伴有周围纤维组织增生和粘连形成。绝大多数子宫内膜异位发生在盆腔内生殖器官和其邻近器官的腹膜面,临床上常称之为盆腔子宫内膜异位症;子宫内膜出现于子宫肌层时,则称为子宫腺肌症。现多认为二者在病因、流行病学特征和症状方面均有区别。子宫内膜异位症以卵巢最为常见,此外子宫骶骨韧带、子宫下段后壁浆膜层以及子宫直肠陷凹、乙状结肠的盆腔腹膜、阴道直肠隔等处也较为常见,多发生于生育年龄妇女。临床表现为痛经、月经失调、不孕、性交痛等,且诸症呈进行性加剧趋势,直到卵巢功能衰竭才得以逐渐缓解,病灶也得以逐渐吸收。

该病的发病原因很复杂,有多种学说,如子宫内膜种植学说、体腔上皮化生学说、淋巴及静脉播散学说、免疫学说,但仍以经血倒流、种植和体腔上皮化生学说为主导理论。近年本病的发生率有明显增加的趋势,已成为妇科常见病、多发病,越来越受到临床重视。

中医学无"子宫内膜异位症"的概念。但据本病的临床表现,属中医"痛经""癥瘕""无子"以及"月经不调"等范畴。因诸种原因造成中医所称的"离经之血",其当行不行,当泻不泻,停滞体内成为瘀血。"瘀"是产生子宫内膜异位症系列症状及体征的主要原因。瘀阻胞宫、胞脉、胞络不通,不通则痛;瘀阻冲任导致不孕或月经不调;瘀滞日久,积聚而成癥瘕;血瘀气滞,变生临床诸多证候。

二、辨证论治

1.气滞血瘀

主证:腹中癥瘕积聚,疼痛拒按,经期乳胀胁胀,情绪抑郁,甚或肛门胀痛,经行不畅,或经量多,或淋漓不净,经血紫黯有血块,血块排出后疼痛减轻,或伴胸胁乳房胀痛,婚久不孕,舌见瘀斑或舌紫黯,脉沉涩或沉弦。

治法:疏肝理气,活血化瘀。

例方:血府逐瘀汤(《医林改错》)加减。

用药:桃仁,红花,当归,生地黄,川芎,赤芍,牛膝,桔梗,柴胡,枳壳,甘草。

加减:正值经期,小腹胀痛加延胡索、木香(后下)、蒲黄、五灵脂以行气止痛;经期延长、经行不畅加红花、怀牛膝以活血通经;经量过多,去桃仁、三棱、莪术、丹参,加蒲黄、三七末(冲服)、益母草、血余炭以化瘀止血;大便不通加大黄、枳壳以行气通腑并化瘀。

2.寒凝血瘀

主证:继发性、渐进性痛经,经前数日及经期小腹冷痛,得热痛减,经量少,经色黯黑,有血块,畏寒怕冷,四肢不温,婚久不孕,舌质淡黯,苔白润,脉沉紧。

治法:活血祛瘀,温经散寒。

例方:桂枝茯苓丸(《金匮要略》)加减。

用药:桂枝,茯苓,赤芍,丹参,桃仁,三棱,莪术,当归,吴茱萸,小茴香。

加减:正值经期,小腹痛甚加台乌药、香附、延胡索以理气止痛;月经量多,夹血块,去三棱、莪术、丹参,加炒蒲黄、艾叶炭、三七末(冲服)、金樱予以化瘀温经止痛;婚久不孕,加熟附子、菟丝子、淫羊藿、续断以温肾助孕。

3.气虚血瘀

主证:常有多产或堕胎、人流史,月经先期、量多、色淡,经期延长,或崩漏伴小瘀块,小腹坠痛,会阴及肛门坠感,经来二便意频,或便溏,舌淡胖有齿印,脉细缓。

治法:益气活血,祛瘀止痛。

例方:举元煎(《景岳全书》)合失笑散(《太平惠民和剂局方》)加味。

用药:党参,黄芪,白术,甘草,蒲黄,五灵脂,三七末(冲服)。

加减:兼肾虚,症见腰腿酸软者,加续断、桑寄生,以补肝肾,强筋骨。

4.瘀热互结

主证:除血瘀征象外并有热象,经色深红或紫红,质稠有块,经期发热,口干思饮,大便秘结,舌质红,苔黄,脉滑数。

治法:清热,活血化瘀,止痛。

例方:清热调血汤(《古今医鉴》)加味。

用药:生地黄,黄连,牡丹皮,当归,川芎,红花,桃仁,莪术,延胡索,香附,白芍,败酱草,薏苡仁。

加减:经来质稠、量多、夹块,加贯众、生蒲黄以清热化瘀止血;下腹疼痛、灼热感,带下黄稠属湿热盛者,去川芎,加黄柏、茵陈蒿以清热泻火除湿。

5.肾虚血瘀

主证:继发性、渐进性痛经,以经期及经后为甚,痛引腰骶,伴肛门坠胀,经血淡黯,夹小血块,头晕耳鸣,婚久不孕,小便清长,夜尿多,面色晦黯,舌质淡黯,有瘀点、瘀斑,苔薄白,脉沉细。

治法:活血化瘀,补肾益精。

例方:桂枝茯苓丸(《金匮要略》)合归肾丸(《景岳全书》)加减。

用药:桂枝,赤芍,丹参,鳖甲(先煎),三棱,莪术,当归,菟丝子,川续断,枸杞子,淫羊藿。

加减:正值经期量多,去三棱、莪术、丹参,加党参、白术、首乌、金樱子、艾叶、川续断以补肾益气、温经止血;痛经明显加用台乌药、延胡索、香附以行气止痛;肾阳虚衰见畏寒肢冷,加熟附子、艾叶、吴茱萸以温补肾阳。

三、单验方

(1)异位粉:地龙,土鳖虫,䗪虫,蜈蚣,水蛭各等份,研粉末,装瓶备用或装入胶囊备用,每次2~3g,每日2~3次。适用于子宫内膜异位症,配合口服药治疗。

(2)活血化瘀方:三棱、莪术各 15g,生蒲黄、五灵脂各 12g,桃仁 9g,水煎服,每日 1 剂,适用于子宫内膜异位症引起的痛经、不孕者。

(3)化瘀通腑丸:生大黄、醋制炙鳖甲、琥珀按 2∶2∶1 比例研粉制丸,每次 2.5g,每日 2 次,饭前开水送服,月不停药,连服 3 个月为 1 个疗程。适用于子宫内膜异位症之实证者。

(4)小茴香 9g,生姜片 4 片。水煎,每日早、晚各服 1 次,连服 3~4d。可用于子宫内膜异位症之痛经。

(5)益母草 20g,当归 15g,鸡蛋 2 个。将益母草和当归用清水两碗煎取 1 碗,用纱布滤净渣,鸡蛋煮熟,冷却去壳,插小孔数个,用上药药汁煮片刻,饮药汁,食蛋。

四、中成药

1.异位痛经胶囊

组成:肉桂,乌药,丹参,生蒲黄,吴茱萸等。

主治:各种虚寒性痛经,主要用于子宫内膜异位症或肌腺症。

用法:首次剂量 8 粒,日服 3 次,连服 1 周,出现口干上火症状后减量,每次 4 粒,每日 2 次或 3 次,3 个月为 1 个疗程。

规格:胶囊。

2.异位康颗粒

组成:吴茱萸,桂枝,当归,牡丹皮等。

主治:冲任虚寒之盆腔子宫内膜异位症。

用法:每日 3 次,每次 6g。

规格:颗粒剂。每袋 6g。

3.妇女痛经丸

组成:延胡索,五灵脂,丹参,蒲黄。

主治:活血化瘀,调经止痛。适用于气血凝滞所致的小腹胀痛,经期腹痛,疼痛拒按,或胸胁刺痛。现代临床主要用于盆腔炎、子宫内膜异位症等。

用法:每次 9g,每日 2 次。

规格:蜜丸。每丸 9g。

第三节　子宫肌瘤

一、概述

子宫肌瘤是女性生殖器官中最常见的良性肿瘤。子宫肌瘤多见于 30～50 岁妇女,以 40～50 岁最多见。大量尸体解剖发现,30 岁以上妇女约 20％患有子宫肌瘤。子宫肌瘤可以生长在子宫任何部位,绝大多数生长于肌组织丰富的子宫体部,称子宫体肌瘤;少数发生于子宫颈称子宫颈肌瘤。子宫体肌瘤又分为:①肌壁间肌瘤,占 60％～70％;②浆膜下肌瘤,占 20％～30％;③黏膜下肌瘤,约占 10％,还有生长于子宫侧壁的阔韧带肌瘤。肌瘤可以是单个,但常为多个,其数目往往多少不一,通过报道在一个子宫上取出 225 个肌瘤。肌瘤大小极为悬殊,小的直径仅在 1cm 以下,甚至在显微镜下才能发现,大的可达数十千克。子宫肌瘤的临床表现常随肌瘤生长部位、大小、生长速度、有无继发变性及合并症等而异,临床上不少患者无症状,仅于盆腔检查时偶被发现,有 20％～50％的子宫肌瘤常见症状是子宫异常出血、腹部包块、疼痛、邻近器官压迫症状、白带增多、不孕、继发贫血等。

子宫肌瘤属于中医学"癥瘕"范畴,《素问·骨空论》及《灵枢·水胀》中有"癥聚""肠覃""石瘕"等癥瘕疾患的较早记载。后世的中医书中,又有比较详细的记载,《景岳全书·妇人规》载有"瘀血留之作癥,推妇人有之其证……总由血动之时,余血未净,而一有所逆,则留滞日积,而渐以成癥矣。"癥者,坚硬不移,痛有定处;瘕者,推之可移,痛无定处,大抵癥属血病,瘕属气病,彼此密切相连,难于分割。中医学认为,本病的形成,多与正气虚弱、气血失调有关,常由气滞血瘀,痰湿内阻等因素结聚而成。且正气虚弱为形成本病的主要病机,一旦形成,邪气愈甚,正气愈伤,故后期则形成正气虚,邪气实,虚实错杂之痼疾。根据本病气血失调的特点,治疗时应辨清在气、在血,新病还是久病的不同。病在气则理气行滞为主,佐以理血;病在血则活血破瘀散结为主,佐以理气。新病正气尚盛,可攻可破;久病正衰,宜攻补兼施。大凡攻伐,宜"衰其大半而止",不可猛攻峻伐,以免损伤元气。

二、辨证论治

1.气滞血瘀

主证:胞中有积块,较硬,月经量多,经期延长,经色紫黯、有块,小腹胀痛,血块下后痛减,经前乳房胀痛,胸胁胀闷,舌质紫黯或有瘀斑、瘀点,苔薄白,脉弦或弦涩。

治法:行气活血,化瘀消癥。

例方:膈下逐瘀汤(《医林改错》)加减。

用药:当归,川芎,赤芍,枳壳,桃仁,红花,制香附,三棱,莪术,夏枯草,生牡蛎(先煎),炙甘草。

加减:若月经过多,加益母草、三七粉(分冲)、花蕊石祛瘀止血;乳房胀痛甚者,加郁金、橘络疏肝理气,通络消胀。

2.寒凝血瘀

主证:胞中积块坚硬,固定不移,小腹冷痛拒按,得温痛减,经期延后,或经期延长,畏寒,四肢不温,舌紫黯或边有瘀点,苔白,脉沉紧。

治法:温经散寒,化瘀消癥。

例方:桂枝茯苓丸(《金匮要略》)加味。

用药:桂枝,茯苓,牡丹皮,赤芍,桃仁,三棱,莪术,海藻,昆布,炒小茴香,吴茱萸。

加减:小腹疼痛剧烈,可加延胡索、姜黄行气活血止痛;若积块牢者,加鳖甲、穿山甲软坚散结,化瘀消癥。

3.气虚血瘀

主证:下腹部胞中有结块,经期、经后小腹疼痛拒按,月经量或多或少,神疲乏力,气短懒言,食少便溏,舌淡黯或有瘀斑瘀点,苔薄白,脉细涩。

治法:益气活血,祛瘀消癥。

例方:益气消癥汤(经验方)。

用药:党参,炙黄芪,炙甘草,当归,赤芍,丹参,三棱,莪术,水蛭,延胡索。

加减:若月经量多,去三棱、莪术、水蛭,加益母草、升麻炭、乌贼骨、艾叶升阳固冲止血。

4.痰瘀互结

主证:胞宫有结块,多年不孕,形体肥胖,月经后期或量少,带下量多、色白、质黏、不臭,头晕心悸,胸闷泛恶,倦怠乏力,舌黯,苔白腻,脉沉滑。

治法:理气化痰,化瘀散结。

例方:开郁二陈汤(《万氏女科》)加减。

用药:制半夏,茯苓,陈皮,制香附,川芎,苍术,白术,三棱,莪术,木香,夏枯草,海藻,昆布。

加减:月经后期或经闭者,加当归、川芎、鹿角片、仙灵脾、巴戟天温肾养血调经。

5.瘀血内停,郁而化热

主证:下腹部包块坚硬固定,小腹疼痛拒按,经血量多,经色紫黯夹块或块大而多;或见月经周期紊乱,经期延长或久漏不止,面色晦黯,口干不欲饮,大便干结,舌紫黯有瘀斑、瘀点,或舌下静脉瘀紫,苔厚而干,脉沉涩或沉弦。

治法:活血化瘀,凉血消癥散结。

例方:大黄蟅虫丸。

用药:熟大黄,土鳖虫(炒),水蛭(制),桃仁,黄芩,生地黄,白芍,甘草。

加减:若月经过多可酌加炒蒲黄、炒五灵脂、茜草、三七粉等以化瘀止血;出血日久,气随血伤出现气阴两虚之象,可加生脉散(人参,麦冬,五味子)之属以益气养阴。

三、单验方

(1)水蛭胶囊:水蛭去杂质,以清水洗净,自然干燥(切不可用火烘烤,否则药效大失),轧成细粉,装入胶囊,每粒装水蛭粉 0.25g,每次饭后服 4 粒,每日 3 次,连续用药 40d,配活血化瘀,消癥散结之中药内服。

(2)瓦楞子 20~30g,三棱、莪术各 5~10g,桂枝 3~6g,茯苓、桃仁、香附、炙鳖甲各 6~10g,牡丹皮、赤芍、益母草各 6~12g。第 1 个月每日 1 剂,第 2、第 3 个月隔日 1 剂,水煎服,疗程 1~3 个月。

(3)攻坚汤:王不留行 100g,夏枯草、生牡蛎、苏子各 30g,海螵蛸 20g,茜草、丹参 18g,当归尾 12g,三棱、莪术各 6g。每日或隔日 1 剂,水煎 3 次,口服 2 次,30 剂为 1 个疗程。

(4)加味山甲汤:炙穿山甲、当归、赤芍、牡丹皮、制香附、延胡索各 10g,牡蛎 30g(先煎),紫花地丁 30g,川芎 6g,桂枝 5g,桑寄生 12g。体虚者可加用阿胶珠、熟地黄、党参、白术、黄芪。每日 1 剂,早、晚各 1 次,30 剂为 1 个疗程。

(5)消癥散:水蛭 150g,桂枝、瓦楞子、三棱、赤芍、桃仁、茯苓各 30g,泽泻 40g。均生用,研细末,装入 0.5g 胶囊。每次 5 粒,饭后服,每日 2 次,3 个月为 1 个疗程。经期停服。

四、中成药

1.桂枝茯苓胶囊

组成:桂枝,茯苓,芍药,牡丹皮,桃仁。

主治:通阳行水,化瘀消癥。主治血瘀证,尤其是治疗妇科血瘀证;可用于子宫肌瘤属瘀血阻滞型。

用法:口服,每次 3 粒,每日 3 次,饭后服。经期停服,疗程 3 个月,或遵医嘱。

规格:每粒装 0.31g;10 粒/板×5 板/袋×2 袋/盒,铝塑泡罩。

2.生化汤丸

组成:当归,川芎,桃仁,黑姜,炙甘草。

主治:养血化瘀,祛瘀生新。适用于血瘀型子宫肌瘤。

用法:口服,每次 1 丸,每日 3 次,温开水或黄酒送服。

规格:大蜜丸,每丸重 9g。

3.大黄䗪虫丸

组成:熟大黄,土鳖虫(炒),水蛭(制),虻虫(去翅足,炒),蛴螬(炒),干漆(煅),桃仁,苦杏仁(炒),黄芩,地黄,白芍,甘草。

主治:活血破瘀,通经消痞。用于瘀血内停,腹部肿块,肌肤甲错,目眶黯黑,潮热羸瘦,经闭不行。

用法:大蜜丸,每丸重 3g,每次 1～2 丸,每日 1～3 次,口服;小蜜丸,每次 3～6g;水蜜丸,每次 3g。

规格:每丸 3g,每盒 10 丸。

第四节　卵巢肿瘤

一、概述

卵巢肿瘤是妇科常见的肿瘤，可发生于任何年龄，以 20～50 岁最为多见。本病早期常无明显自觉症状，至肿瘤逐渐增大，可出现下腹部胀痛不适、月经紊乱等症状。病灶较大，长期不愈者，不但影响妇女正常生理功能，而且有发生卵巢肿瘤蒂扭转、肿瘤破裂、继发感染和恶变的可能，严重威胁妇女的健康。

本病属于中医学"癥瘕""积聚""肠覃"等范畴。最早见于《灵枢·水胀》："肠覃何如？……寒气客于肠外，与卫气相搏，气不得荣，因有所系，癖而内著，恶气乃起，息肉乃生，其始生也，大如鸡卵，稍以益大，至其成如怀子之状，久者离岁，按之则坚，推之则移。"本病的主要病机为气血津液失调，肝郁脾虚、痰瘀互结而成有形之肿瘤。妇女以血为本，在月经、胎孕、产育、哺乳的特殊生理活动中，均易耗伤阴血，致使机体常处于阴血不足，气偏有余，气血相对失衡的状态。卵巢位于少腹，少腹为肝经所主，冲脉所过，而冲脉隶属于肝，有形之肿瘤影响冲任气血运行，阻滞肝经气机；肝之疏泄无权，又加重了血脉之流通不畅，影响了津液的正常输布，从而使脏腑失养而致肝血更加不足，即本更虚而标愈实，导致病情加重。《景岳全书·妇人规》明确提出："瘀血留滞作癥，惟妇人有之。其证则或由经期，或由产后，凡内伤生冷，或外受风寒，或恚怒伤肝，气逆而血留，或忧思伤脾，气虚而血滞，或积劳积弱，气弱而不行，总由血动之时，余血未净，而一有所逆，则留滞日积而渐成癥矣。"

一、辨证论治

1.气滞血瘀

主证:除下腹有囊性肿块外,一般无明显症状,肿块软而不坚,巨大的囊肿可致腹胀腹痛等,面色晦黯,神疲乏力,口干不欲饮,唇燥,大小便不畅,舌质一般紫黯,脉弦细而滑。

治法:行气活血,软坚消癥。

例方:蓬莪术丸(《太平圣惠方》)加味。

用药:莪术,当归,肉桂(后下),赤芍,炒槟榔,海藻,琥珀粉(吞),木香,炙鳖甲(先煎),生山楂,生鸡内金,炒枳壳。

加减:大便秘结者,可加大黄(后下);舌红苔少者,加干地黄、炙龟甲(先煎);气血虚弱者加党参以固气和血。

2.瘀血内结

主证:腹部肿块明显,硬痛不移,面黯消瘦,纳少乏力,女子月事不下,舌紫黯或见瘀斑,脉细涩。

治法:行气破瘀,消积软坚。

例方:膈下逐瘀汤(《医林改错》)加味。

用药:五灵脂,当归,川芎,桃仁,牡丹皮,赤芍,乌药,延胡索,甘草,香附,红花,枳壳,川楝子,三棱,莪术。

加减:气虚血弱者加人参、黄芪以补中益气。

3.正虚瘀结

主证:积块坚硬,疼痛逐渐加剧,面色萎黄或黧黑,肌肉瘦削,饮食锐减,舌质淡紫,舌光无苔,脉细数或弦细。

治法:补气养血,活血化瘀。

例方:八珍汤(《正体类要》)合化积丸(《杂病源流犀烛》)加味。

用药:人参,白术,茯苓,甘草,当归,芍药,川芎,熟地黄,三棱,莪术,海浮石,雄黄,香附,槟榔,苏木,五灵脂,生地黄,玄参,石斛。

加减:积块长久不消者加田三七(磨调)、白花蛇舌草、半枝莲以软坚抗癌;气血虚弱者加人参以固气补中。

4.痰湿凝结

主证:体态较胖,胸脘闷痛,恶心时作,带下较多,舌苔白腻,脉弦滑,腰酸形寒。如系恶性囊肿,则日趋消瘦,腹水,肿块坚硬、增大迅速。

治法:化痰行气,软坚消癥。

例方:海藻玉壶汤(《外科正宗》)加减。

用药:海藻,海带,夏枯草,石菖蒲,天南星,生牡蛎(先煎),苍术,茯苓,陈皮,莪术,三棱,桃仁,赤芍,焦楂曲,肉桂(后下)。

加减:偏寒者,加制附片、白芥子;恶性者,可加白花蛇舌草、石见穿、炙鳖甲(先煎)、石楠叶、黄芪。

5.食滞痰阻

主证:腹胀或痛,便秘,纳少,时有条状物聚起在腹部,按则胀痛更甚,舌苔腻,脉弦滑。

治法:导滞通便,理气化痰。

例方:六磨汤(《世医得效方》)加味。

用药:沉香,木香,槟榔,乌药,枳实,大黄,法半夏,茯苓。

加减:积聚在肠胃不消化者加田三七(磨调)、沉香以活血行气破聚。

6.肝郁气滞

主证:腹中气聚,攻窜胀痛,时聚时散,两胁痞满,胃脘不适,嗳气不食,苔薄,脉弦。

治法:疏肝解郁,行气消坚。

例方:逍遥散(《圣济总录》)加味。

用药:柴胡,白术,芍药,当归,薄荷,煨姜,香附,法半夏,延胡索,茯苓,炙甘草。

加减:腹中胀痛者加乳香、没药、乌药以行气消胀。

三、单验方

(1)桃仁 9g,杏仁、橘红皮、牡丹皮、桂枝各 10g,甘草 6g,醋 20g,大黄 10g,蜂蜜 30g(冲服)。每日 1 剂,水煎分 3 次服。

(2)取当归 20g,三棱、莪术、茯苓各 15g,皂角刺、赤芍、桃仁、生黄芪各 12g,桂枝、穿山甲、白芷、制乳香、制没药、制大黄、柴胡各 10g,红花 6g。将上药用水煎 2 汁后混合,浓缩至 50mL 左右,待温度降至 38℃左右,用 50mL 注射器抽取药液,接肛管灌肠。灌肠前先排空大、小便,灌入 200mL 左右,让患者取左侧卧位,尽可能将药液保留 1h 以上,如即有便意可改为胸膝卧位 5~10min。一般每晚灌 1 次,急性而症状较重者可 1d 灌 2 次。余下的药液仍可分次口服,以增药效。7~15d 为 1个疗程,一般治疗 2 个疗程。

(3)用当归 20g,延胡索 15g,香附 12g,川芎、赤芍、蒲黄、炒五灵脂、乌药各 10g,小茴香、干姜各 6g,肉桂 3g。上方每日 1 剂,水煎成400mL,分 2 次温服,月经期不停药。

(4)取熟地黄、牛膝各 15g,鹿角胶 12g,麻黄、炙甘草、姜炭、白芥子各 6g,肉桂、水蛭粉各 3g(装胶囊)。上方隔日煎服 1 剂,水蛭粉连续服用。

(5)用牡丹皮、炮穿山甲各 12g,云茯苓、赤芍、白芍、桃仁、炒当归、紫丹参、煨莪术、炒谷芽、炒麦芽各 10g,杜红花、炙甘草各 5g,川桂枝4g,朱灯心 2 扎。上方每日 1 剂,加水煎,分 2 次口服。

(6)大黄、桃仁各 10g,水蛭 5g,虻虫 0.5g。用法:水煎,分 2 次口服,每次 1 茶杯。适于癥瘕见腹胀便秘者。

四、中成药

1.少腹逐瘀丸

组成:当归、蒲黄、五灵脂(醋炒)、赤芍、小茴香(盐炒)、延胡索(醋制)、没药(炒)、川芎、肉桂、炮姜。

主治:活血祛瘀,温经止痛。可用于卵巢肿瘤属血瘀者。

用法:口服,每服 1 丸,每日 2 次,温黄酒送服。

规格:蜜丸,每丸重 9g,每盒 10 丸。

2.桂枝茯苓胶囊

组成:桂枝,茯苓,芍药,牡丹皮,桃仁。

主治:通阳行水,化瘀消癥。主治血瘀证,尤其是妇科血瘀证;可用于卵巢肿瘤属瘀血阻滞型。

用法:口服,每次 3 粒,每日 3 次,饭后服。经期停服。3 个月为 1 个疗程,或遵医嘱。

规格:每粒装 0.31g;10 粒/板×5 板/袋×2 袋/盒。

3.龙胆泻肝丸

组成:龙胆草,黄芩,栀子,泽泻,木通,车前子,生地黄,当归,柴胡,甘草。

主治:泻肝胆实火,清下焦湿热。用于卵巢肿瘤属湿热型者。

用法:口服,每次 6g,每日 2～3 次。

规格:3g/袋×10 袋/盒。

4.归脾丸

组成:党参,白术,黄芪,龙眼肉,酸枣仁,木香,当归,远志,甘草,茯苓,大枣,生姜。主治:健脾养心,益气补血。适用于气血亏虚之卵巢肿瘤。用法:每次 6～9g,每日 3 次,1 个月为 1 个疗程。规格:水丸。每 100 粒重约 6g,每袋 6g。蜜丸每丸 9g。

第五节　子宫颈癌

一、概述

子宫颈癌是女性最常见的恶性肿瘤之一,多见于 50 岁以上中老年妇女,但近年来发现患者群趋年轻化,最小的患者年仅 18 岁。宫颈癌是全球妇女恶性肿瘤中仅次于乳腺癌的第二种最常见的恶性肿瘤,在发展中国家妇女中其发病率居第 1 位。据国际癌症研究中心近年估计,其 5 年患病例为 1 558 000 人,其中 100 余万在发展中国家,我国每年新病例为 13.15 万,约占总数的 1/3;全世界每年有 20 多万妇女死于宫颈癌,我国 20 世纪 70 年代,宫颈癌的死亡率为 9.98/10 万,每年死亡人数为 5.3 万,占女性癌死亡人数的 18.4%,仅次于胃癌。由于子宫颈的解剖位置,且有较长癌前病变,所以宫颈癌得早期发现、早期治疗,存活率才较高。宫颈癌早期症状是阴道流血及白带增多。

古籍中无"子宫颈癌"这一病名,属于中医"带下""崩漏""癥瘕""五色带"等范畴。此病多因冲任二脉受损或外感湿热、毒邪凝聚,阻塞胞络;或因肝气郁结,疏泄失调,气血凝滞,瘀血蕴结;或脾虚生湿,湿蕴化热,久则成毒,湿毒下注以致身体虚弱,脉络亏损所致。辨证当根据病理诊断分期及出血的量、色、质变化,伴随有腰腿痛,尿频、尿痛、血尿、头昏无力等症。

二、辨证论治

1.肝郁化热

主证:精神抑郁,小腹及胁肋疼痛,月经失调,年老者在断经后,忽然下血,白带量多,小便黄,大便秘结,舌质带紫,苔黄,脉弦滑带数。

治法:疏肝理脾,清利湿热。

例方:疏肝理脾散(经验方)加减。

用药:柴胡,白芍,枳壳,青木香,鲜地锦草,茯苓,田七,贯众,白花蛇舌草,姜厚朴,炒扁豆。

加减:小腹痛者加延胡索、香附以行气止痛;血崩大发者,加炒地榆、蒲黄以凉血止血;漏血者加桃仁、红花以活血止血;白带多者,加乌贼骨、瓦楞子以收敛固带;小便热黄者,加炒山栀子、车前草以清热利尿。

2.血虚肝郁

主证:脸色苍白,精神抑郁,经前腹痛,烦躁不安,白带绵绵不断,常带淡色,有时血多成崩,舌淡唇白,脉虚滑。

治法:养血疏肝,解毒固带。

例方:四物汤(《太平惠民和剂局方》)加味。

用药:柴胡,当归,川芎,白芍,熟地黄,椿皮,白果。

加减:血崩色淡者加阿胶膏以补血止血;子宫颈癌属瘀血 III 期者加果上叶、田三七(磨调)、半枝莲以抗癌止血。

3.脾虚毒结

主证:身疲乏力,面足浮肿,白带绵绵不断,有时红白相兼,大便稀溏,胃纳不佳,脘腹痞胀,舌苔厚腻,脉象虚弱。

治法:健脾益气,解毒固带。

例方:益气扶脾散(《寿世保元》)。

用药:西党参,茯苓,白术,陈皮,甘草,田七,墨旱莲,半枝莲,薏苡仁,白花蛇舌草,全蝎。

加减:子宫颈癌属 III 期者,加田七、穿山甲、白石英以活血解毒抗癌。

4.肝肾阴虚

主证:头晕耳鸣,目视昏花,形体消瘦,口干咽燥,心悸少寐,腰膝酸软,手足心热,带下色赤,或阴道下血,甚或暴下不止,宫颈局部呈菜花样,或结节状,表面溃烂出血,面色晦黯,舌红少苔,脉细弦。

治法:滋补肝肾,解毒消瘤。

例方:河车大造丸(《扶寿精方》)加味。

用药:党参,熟地黄,杜仲,天冬,龟甲(先煎),黄柏,麦冬,茯苓,怀牛膝。

三、单验方

(1)槐蕈 6g,水煎服,长期服用。

(2)金银花、连翘、沙参各 12g,蛇床子、熟地黄、生地黄、茯苓、白芍、鹿角胶、党参各 9g,紫草、薏苡仁各 15g,败酱草 30g,甘草 3g。水煎服,每日 1 剂。

(3)白花蛇舌草、爵床草、马齿苋、白茅根各 15g,金银花、石斛各 9g。水煎代茶饮,连服 1 个月为 1 个疗程。

(4)紫草、茜草炭、生龙骨、生牡蛎、海螵蛸各 15g,当归 12g,紫石英 30g,丹参、牡丹皮、枸杞子各 10g。水煎服。

(5)生白芍 12g,柴胡、当归、海藻各 6g,香附、白术、茯苓、昆布各 10g,蜈蚣 2 条,全蝎 3g。水煎服,每周 2~3 剂(可随症稍加减)。

四、中成药

1.茸坤丸

组成:鹿茸,白术(土炒),香附(制),白芍(酒炒),黄芩(酒制),熟地黄,紫苏,生地黄,阿胶(炒),沉香,化橘红,益母草(酒制),琥珀,川牛膝,木香,党参,乌药(制),川芎(制),当归(制),茯苓,砂仁,甘草(蜜炙)。

主治:调经养血,理气止带。用于脾肾亏虚之子宫颈癌。

用法:口服,每次 1~2 丸,每日 1~2 次。

规格:每丸重 6g。

2.桂枝茯苓胶囊

组成:桂枝,茯苓,芍药,牡丹皮,桃仁。

主治:通阳行水,化瘀消癥。主治血瘀证,尤其是妇科血瘀证;可用于子宫颈癌属瘀血阻滞型。

用法:口服,每次 3 粒,每日 3 次,饭后服,经期停服,3 个月为 1 个疗程,或遵嘱。

规格:每粒装 0.31g;10 粒/板×5 板/袋×2 袋/盒。

3.少腹逐瘀丸

组成:当归,蒲黄,五灵脂(醋炒),赤芍,小茴香(盐炒),延胡索(醋制),没药(炒),川芎,肉桂,炮姜。

主治:活血祛瘀,温经止痛。可用于瘀血阻滞型子宫颈癌。

用法:口服,每服 1 丸,每日 2 次,温黄酒送服。孕妇、气虚崩漏者忌服。

规格:每丸重 9g,9g×10 丸。

参 考 文 献

[1]亢海荣,亢丽.中医妇科急症备要[M].北京:人民军医出版社,2011.

[2]邓高丕.妇科病中医治疗策略[M].北京:人民军医出版社,2011.

[3]刘敏如.中医妇科学(第2版)[M].北京:人民卫生出版社,2012.

[4]谈勇.中医妇科学[M].北京:中国中医药出版社,2016.

[5]罗元恺.中医妇科学(供中医专业用)[M].上海:上海科学技术出版社,2018.

[6]胡国华,罗颂平.全国中医妇科流派名方精粹[M].北京:中国中医药出版社,2016.

[7]肖承悰.中医妇科临床研究(中医药研究生)[M].北京:人民卫生出版社,2009.

[8]程芳,程红,曹俊红,等.原发性痛经中医证候分布特点探讨[J].中医学报,2013,28(08):1194-1196.

[9]万成雨.中医治疗原发性痛经研究进展.辽宁中医药大学学报,2015,17(01):222—224.

[10]朱书克,朱书辉,潘大柱,等.中医治疗不孕症优势的研究进展[J].中国性科学,2014,23(03):63—65.

[11]贾凤.针刺治疗原发性痛经120例临床疗效观察[D].黑龙江中医药大学,2017.

[12]Myung Lee Bussell.针灸治疗不孕症理论和应用的研究[D].广州中医药大学,2015.

［13］刘晓利.中医治疗原发性痛经文献研究概况［D］.北京中医药大学,2016.

［14］林夏静,袁烁.中医治疗阴道炎临床研究进展［J］.亚太传统医药,2016,12(03):49－50.

［15］付桂侠,赵秀华.中医治疗阴道炎的疗效分析［J］.实用妇科内分泌杂志(电子版),2016,3(02):63－64.